U0200930

抑郁心理

姜巍

著

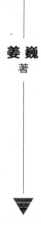

四川科学技术出版社

图书在版编目（CIP）数据

抑郁心理 / 姜巍著. — 成都：四川科学技术出版社，2018.12（2023.10重印）
ISBN 978-7-5364-9210-3

Ⅰ.①抑… Ⅱ.①姜… Ⅲ.①抑郁症—精神疗法—研究 Ⅳ.①R749.405

中国版本图书馆CIP数据核字（2018）第262266号

抑郁心理

YIYU XINLI

著　者	姜　巍
出品人	程佳月
责任编辑	李　栎
策划编辑	吴海燕
封面设计	润和佳艺
责任出版	欧晓春
出版发行	四川科学技术出版社

成都市锦江区三色路238号 邮政编码：610023
官方微博：http://weibo.com/sckjcbs
官方微信公众号：sckjcbs
传真：028-86361756

成品尺寸	145mm×210mm
印　张	6　字数　170千
印　刷	唐山市铭诚印刷有限公司
版　次	2018年12月第1版
印　次	2023年10月第3次印刷
定　价	39.80元

ISBN 978-7-5364-9210-3

邮购：成都市锦江区三色路238号新华之星A座25层　邮政编码：610023
电话：028-86361770

前言

PREFACE

近年来，抑郁导致的悲剧频频见诸各大新闻，人们在扼腕痛惜的同时也不禁为抑郁有着如此之强的杀伤力而惊恐不已。有很多人正处在抑郁的纠缠之中，在漫漫长夜里做着孤独的挣扎，继而精疲力竭。

但这些表现很多时候不易被外人觉察，一旦发现，往往已是木已成舟，覆水难收之时。这背后的原因，是人们对抑郁知之甚少，不了解抑郁的真实面目，进而不能对抑郁持有正确的态度。抑郁被视为"富贵病""矫情病"几乎成为常态，由此带来的逃避、羞耻感更加无益于问题的解决。

对于抑郁症患者，求助医学，进行药物治疗是必不可少的，此外，抑郁的产生和发展离不开心理层面的因素。本书正是基于此种认识，结合心理去分析抑郁的形成、预防与应对措施。我们要了解抑郁的一般表现，练就一双"火眼金晴"，在抑郁初露苗头的时候就要善于识别它，避免因为忽略而拖延时日。同时，我们还要留意身边的一些人，他们可能会成为抑郁悄无声息降临的对象。从预防到治疗，这本书给读者提供了相应的方法，便于读者实际操作；每章后面附有"抑郁自助小屋"内容；书后还有附录，给读者提供了一些有关抑郁的知识和指导，期望能够更多地给读者以帮助。

从心入手，消除抑郁，虽然不是唯一的方法，却是预防与治疗抑郁过程中不可忽视的一个方面。在日常生活中，如果多懂一点抑郁心理知识，那么饱受抑郁之苦的人就会少一点。患有抑郁的群体比一般人更需要被了解与支持，同时，他们对抑郁有了正确的认识之后，也会更加有勇气去面对并走出抑郁，而家人和朋友也会因为对抑郁的了解，可以有足够的力量给他们以支持。

当然，这本书并不能包罗抑郁所有的情形，而每个人的具体情况也会有所不同，在实际操作中需要读者灵活运用。鉴于编者才疏学浅，本书难免有疏漏之处，恳请各位读者给以批评指正。

目录
CONTENTS

|||| ■第三章 如何做对预防抑郁症有帮助

|||| ■第四章 患有抑郁症的人不要自暴自弃

第一章
抑郁心理的表现

心理学家认为，"每个人都或多或少会有一些心理上的问题"，而抑郁心理即是其中的一种。但是，由于对其了解和认识不足，我们常常会忽略自己或身边人潜在的抑郁心理，如果任由它潜滋暗长，后果将不堪设想。了解抑郁心理的外在表现，有利于我们及时发现并防微杜渐，减轻抑郁心理对我们的伤害。

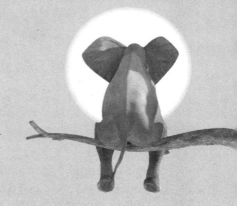

情绪失衡：持续低落、易激、亢奋都要警惕

有人说抑郁犹如一场"精神感冒"，一旦来袭，就会导致我们情绪失衡。相关调查发现，抑郁主要有以下三种外在表现。

1. 持续的情绪低落

有些人常常会感到伤心绝望、空虚沮丧，仿佛自己掉进了一个无底深渊，觉得所有的努力都是徒劳。这类人可能会无缘无故地哭泣，也可能对周围的一切都表现得极度厌倦、麻木淡漠，甚至终日一副生无可恋的样子。此类表现很明显，易于察觉，是抑郁最典型的表现。

2. 情绪易激

抑郁心理的另一种表现是情绪易激。这类人经常因一点琐碎小事而怒气冲天、大发雷霆。他们往往表现得过于敏感：别人无心的

一个动作，都可能被他们解读为是对自己的挑衅，并且立刻去指责对方。这种情况在儿童和青少年中比较常见，因为情绪外露，所以他们看起来更为任性和易怒。此外，这也常见于成年男性，但他们一般习惯于隐藏自己的情绪，所以这部分人往往更容易被忽略。

3. 情绪亢奋

情绪低落的反面是情绪亢奋，这种抑郁更为隐蔽，不易被觉察。情绪亢奋的人整日表现得兴高采烈、神采飞扬、口若悬河、双目炯炯、面色红润、精力旺盛、不知疲倦。乍看起来，这是正常人超常发挥的状态，实际上却是一种伴有躁狂的抑郁。躁狂过后，就会陷入更深的抑郁，因为躁狂已经过度消耗了生命的元气，所以导致元气走向低落与耗竭。

综上所述，我们在日常生活中需要尽量保持情绪的相对平稳，无论是情绪长期低落还是持续亢奋，抑或是一触即发的易燃状态，都需要警惕是否为抑郁心理的征兆。

兴趣冷淡：不再有任何东西吸引你

如果抑郁情绪长期盘踞你的心灵世界，这时你就会表现出对周围世界失去兴趣，无论什么都会让你感到兴味索然。有一个专业术语将其称为乐趣缺失，即抑郁的人丧失了感知快乐的能力，严重者甚至到达情感冻结的程度。还有另外一种类似的情况是罗伯特·戴维斯所说的倦怠，即将自己与外界逐步隔离以至于麻木。心理抑郁的人，即便是面对自己的爱好，包括某项运动，也提不起半点兴致。但是这种情况不易被发觉，因为他们通常会将其归因于工作繁忙、年长力衰或者只是暂时的一个阶段，而不会意识到这是抑郁心理的外在表现。

抑郁心理的存在，使他们不再去尝试，对于外界的刺激采取回避的态度，并且远离任何可能使自己发生动摇的事物，即便是自己所爱的人。此时周围人劝他们参加社会活动的良苦用心往往会成为徒劳，因为他们会以太累或没有兴趣来推辞，严重的甚至会用向对方发火等方式来破坏亲密关系。这样做的后果就是使他们自己丧失来自外界的支持，从而加重疏离感和孤独感，于是陷入更深的抑郁，形成一个恶性循环。

因此，一旦发现自己对任何事情都提不起兴趣，包括以往醉心投入的那些事情都不能使自己兴奋的话，就要留心抑郁是不是已经入侵了你的心灵领地。

精力不足：无精打采的疲惫

有的人可能会出现这样的情况：他们感到自己持续被疲劳感占据身心，无论是在日常生活还是在工作中，可能极为细小的一件事都会令他们花费大量的时间和精力。比如，他们会忽略做饭、打扫卫生、购物、个人清洁等最基本的事情，或几个星期穿同一身衣服。而体现在工作中可能就是没有足够的力气起床上班或完成自己分内的工作，做事毫无效率，工作屡屡出错等。

这让我们听起来觉得难以置信，但是事实上严重者甚至连将脚从床上放到地上都要费很大的力气。

美国作家安德鲁·所罗门就曾在他的《忧郁》一书中记述自己病中的状态，书中有一个细节是，他本来只是想洗个澡，在心里复述了连串的程序之后，用尽全身的力气从床上坐起来，把脚放到地上后却又感到所有念头化为乌有，于是恐惧地转身躺回床上，而脚还在地上。这让他为自己的无能而沮丧地哭泣。

周围人如果不知情，往往会指责抑郁者"怎么这么懒"，或者是鼓励他们"加油""努力"等。殊不知抑郁会消耗他们生活的能量，使他们日益衰弱，此时无论是责备还是激励都会令他们感到痛苦万分，最好的办法莫过于休养一段时间来恢复元气。但他们会很介意被当成"懒人"，因此，仍然勉强自己尽力做事，然后又开始责备自己的"懒散""懈怠"，这会增加他们的罪恶感，使他们陷入更深的内疚与自责，却依然无力自拔，进而加重抑郁。

医学研究发现，神经递质紊乱和神经免疫紊乱都会导致有抑郁心理的人产生疲惫感。前一种情况中，NE（去甲肾上腺素）和DA（多巴胺）与疲惫感有着密切的关系，乙酰胆碱及组胺也会在大脑皮质中影响疲惫感的程度。而后一种情况中，癌症和一些慢性炎症疾病伴随而来的免疫系统功能低下，也与疲惫感有一定的相关性。

对于这种情况下的抑郁所致的疲惫，我们可以适当地配合抗抑郁药物进行治疗。而药物治疗之外，联合光照治疗可以加强疗效。同时，还需要坚持规律的有氧运动，比如每天坚持步行半小时。良好的人际关系也是我们要尽力去维护的，并且不要因为疲惫而放弃工作，虽然可能会让我们感觉很累，但是什么都不做可能会使我们完全落入抑郁的掌控之中。有事做可以帮助我们转移注意力，并且寻找到自己存在的价值，从而改善疲惫的状态，不论是身体上的还是精神上的。

除此之外，我们还可以通过调整姿势来改善心情。有研究表明，采用沮丧的姿势走路的人，更容易记住负面消极的信息。坐姿同样也是如此。疲惫沮丧的时候，我们往往喜欢采用萎靡不振、无精打采的坐姿，反之，消极的坐姿也会导致情绪的低落、愤怒等。

简单地改变坐姿，有利于改善抑郁的状况。两组同样有抑郁倾向的志愿者，一组被要求以直立姿势坐着，另一组则保持他们平常的坐姿，结果显示前一组的受试者感觉疲惫的程度减轻，热情也随之上升，并且他们以自我为中心的表现也随之减少。

因此，有抑郁倾向的朋友不妨先尝试调整一下自己平时的姿势，让自己保持积极阳光的姿态。如果能够坚持下去，对于减轻抑郁将大有好处。

注意力涣散：难以专注的尴尬

一个人陷入抑郁心理之中时，他的注意力会受到严重影响，而这会使得他无法有效完成自己的事情。也就是说，他很难保持连续专注地思考，这种状态会让他自己也觉得十分沮丧。

注意力涣散，表现出来就是在做任何事的过程中，注意力随时会突然中断，因为在接收到信息的时候就已经遗忘了，很难在大脑中寻找到记忆。为这种状态所苦的人，会发现自己几乎不能集中精力做任何事情，刚开始几秒钟就会忘记自己要做什么，一点微小的干扰都会迫使他们停下自己手头的全部工作。此外，他们似乎总是在不停地寻找东西，看起来始终在忙碌，却依旧难以将自己的生活安排得井井有条。

可能我们会觉得夸张，但是一个战胜了抑郁的人回忆说，自己的好转是从可以集中半小时注意力去看手机开始的，因为他的新手机买回来三四个月还一直没有开发过功能。据此，我们可以想象得到，在此之前他的注意力难以集中已经多么严重。

紧随注意力涣散而来的，是自主决策能力受到影响。他们往往抓不住事情的核心，不知道何去何从。他们会感觉每一个选择似乎都是错误的，最终陷于瘫痪状态，或者根本无法做出采取行动的决定，或者仅仅凭冲动而做出选择，继而以失败告终。日久天长，他们会希望有人替他们负责，代替他们做决定，如果没有，就会一直拖到最后不得不做出抉择时为止。故而，注意力涣散最后会导致依赖和拖延日益严重。

举个例子，一直很热爱工作的人突然有一天提出"我要辞职"，这有可能就是因为抑郁而失去了正常的判断力而冲动决定的结果。也有人因为抑郁而情绪低落，决定要彻底改变目前的生活方式，这无疑也是需要斟酌的。如果根本问题不解决，即便改换环境，情况也会继续恶化。

如果发现自己有这种情况，那么在积极寻求改善的同时，建议在一些大事上暂时不要轻易做出决定。如果身边有这样的人，切记不要勉强他做出决定，因为此时要他做决定是一件困难且痛苦的事，而冲动之下做出的决定显然不是最好的选择。

还有一点，抑郁者发现自己无法集中注意力的时候，不要去责备自己，周围的人也要相应地给予理解。因为抑郁者也不希望是这样的状态，但抑郁让他们注意力涣散，想集中而又集中不了，这时无论是来自自己还是他人的责备，都只能让抑郁者的负罪感更加严重，不利于缓解和消除抑郁。正确的做法是去寻求医生的帮助，不要害怕服药，因为抑郁者需要药物来调节大脑中神经递质的浓度，当其恢复正常状态的时候，抑郁者会发现自己可以像以前一样集中精力阅读、写字和工作了。当然，服药的过程中会有一些不适的反应，但是坚持下去，就会"守得云开见月明"的。

自控力丧失：是否依赖药与酒

　　为了摆脱抑郁带来的痛苦，比如失眠或者强烈的焦虑不安情绪，有很多人会选择沉湎于某些药物或者依靠酒精暂时麻醉自己。日久天长，慢慢就会因为抑郁而对某些药物上瘾，或者喝酒成瘾，形成酒精依赖。

　　这里说的"某些药物"，指的是兴奋剂等药物，它们会让人在使用之后产生一种飘然欲仙的沉醉感或者是兴奋感，从而迷恋这种感觉无法自拔。我们可以看到，很多文学作品里会写人物在没落或遭遇变故之后吸大烟成瘾，其实多少都有抑郁心理的影响。而人一旦依赖这些药物，不但会无法适应社会，沉迷于幻象之中，而且还会使自己的抑郁更加严重。

　　至于酒精依赖，则是我们比较常见的类型，通俗来说就是酒瘾。人体内存在导致成瘾的神经中枢——犒赏中枢，人体分泌的多巴胺控制着它的效应。而喝酒上瘾的人在接触酒精之后，多巴胺的分泌产生了较大的波动，虽然量多，但下降也较快，这使得他们获得了更多的快感，但对酒精的自控力也因此而减弱。

鉴于酒精依赖比药物依赖更为普遍，下面列出一些酒精依赖的常见表现，便于大家参考和进行判定。

（1）饮酒在生活中居于最重要或者非常重要的地位，以至于念念不忘。

（2）酒量逐渐增长。

（3）饮酒越来越快。

（4）独酌成为生活常态。

（5）每遇情绪困扰，便借酒浇愁。

（6）开始出现藏酒行为。

（7）酒后常常忘事。

（8）饮酒随意、无计划。

（9）晨起要喝"睁眼酒"。

（10）习惯睡前饮酒。

（11）空腹饮酒，不吃菜且很少吃主食。

（12）对酒的品牌很挑剔。

（13）饮酒导致与家人产生矛盾或影响工作。

（14）曾试图戒酒，但不久后复饮且无法控制。

一般情况下，以上这些情况如果出现3条以上，那就需要反思自己是否是酒精依赖者了。

如果发现自己在抑郁之外还伴有对药物或酒精上瘾，那么就需要借助其他方法来消除对它们的依赖。除了请求医生的帮助外，还需要形成健康规律的饮食起居习惯，加强锻炼，寻找属于自己的兴趣爱好，并学习用冥想、呼吸训练等健康的方式来应对压力。同时，还要保证自己身边有充满正能量的人，尽量避开一些需要喝酒应酬的场合，最重要的是转移自己的注意力。

当然，任何事情都有一个循序渐进的过程，摆脱酒精或药物依赖也是如此，突然停酒或停药都会出现很多症状。

突然停酒会导致戒酒综合征的出现，按照时间的先后顺序，其表现为双手甚至整个躯干震颤，包括厌食、失眠、烦躁等症状，继而还可能会有幻听或者冲动行为，更严重的是谵妄，出现幻觉、记忆受损，有的还会抽搐。

如果长期服用安定类药物，突然断药后就会出现许多不适，比如烦躁、失眠、出汗、厌食、头痛、腹泻等，严重者可能会癫痫发作、出现幻觉，甚至可能会导致死亡。

通过转移注意力、参加互助小组等方法，逐步消除对酒精或药物的依赖，显然是正确的做法。相反，急于求成会适得其反，是不值得提倡的。

身体不适：各种小恙可能是抑郁的信号

　　被抑郁心理折磨的时候，不只是精神状态会不同以往，身体状态也会发出预警和求救的信号。有很多人因为身体不适去医院检查，但是未能查出明显的病因。在这种情况下，他们就要考虑自己是否处于抑郁状态。

　　人体内部的自主神经系统、免疫系统和内分泌系统等共同维持着身体处于稳定的状态之下，而自主神经系统又是对压力最为敏感的。它分为交感神经和副交感神经，前者可以使人体处于紧张兴奋的状态，后者可以使人体处于放松休息的状态。

　　压力被人感知后，会传达到脑垂体并使其分泌激素来刺激肾上腺释放缓和压力的激素，以达到保护人体的目的。但与此同时还会产生肾上腺素，它会增强交感神经的加速作用。这样就会打破交感神经与副交感神经之间的平衡，并且会影响激素的分泌及免疫系统的功能，于是身体就会出现各种不适，大致有以下表现。

1. 疼痛

比如剧烈的头痛（有时可能伴有头部沉重的感觉）、肩颈或背部酸痛、胸前区疼痛、腰痛、牙痛、关节痛甚至全身疼痛，有的人出现手脚疼痛并且伴有麻木、发抖及全身发冷的症状。

2. 消化系统紊乱

比如食欲不振、恶心、呕吐、呃逆、胀气、腹痛、便秘、腹泻等，更严重的是胃溃疡或者十二指肠溃疡。还有一种肠易激综合征，多见于学生和上班族，可能表现为在上学或上班之前，会反复便秘或者腹泻。

3. 呼吸系统不适

比如胸闷、气喘、呼吸不畅，喜欢叹气，气管或喉头常有压迫感等。

4. 心血管系统症状

比如心慌、心悸、心前区痛、血压不稳等。

5. 生殖系统症状

比如性欲减退甚至消失，导致夫妻性生活不和谐。男性还会有阳痿、早泄等症状；女性则会痛经、缺少性高潮，严重者甚至会闭经。

此外，还有其他症状，比如皮肤干燥、脱发、手脚多汗、眼睛不适、耳鸣、听力下降、口干等，这些都可能是抑郁在躯体上的表现。如果被这些症状困扰，去医院检查又检查不出具体的病因，医生一般会诊断为"自主神经功能失调"或者"非特定主诉"，以此称呼这些不明病因的疾病。

抑郁带来的这些症状，如果没有引起对抑郁本身的注意，就很难彻底消除，并一直折磨抑郁者。反过来，这种痛苦又会让他们觉得自己格外糟糕脆弱，强化他们的抑郁，最终影响他们的生活质量及寿命。

因此，如果发现自己出现一些身体上的不适，多方检查却又查不出明确的病因，那么就要警惕自己是不是被抑郁纠缠上了。可以先去内科检查，排除躯体上的疾病之后，再到精神科去挂号问诊。因为有很多抑郁的案例只在身体上有不适的表现，导致医生忽视有抑郁的可能，简单一句"你身体上没什么特别的问题"就让患者回家了。我们需要本着对自己的身心健康高度负责的态度，如果有类似的问题，尽量在早期发现并积极求助，可以避免许多悲剧的发生。

睡眠紊乱：失眠和嗜睡都要留心

人体对于情绪的变化是异常敏感的，这一点从睡眠模式上就能体现出来。情绪的低落能迅速地转化为睡眠的紊乱，具体表现为失眠和嗜睡。

失眠者会发现，无论自己有多累，当头碰到枕头的时候立刻又清醒了，在漫长的黑夜里，无论数多少只羊，喝多少杯甘菊茶，都丝毫不能帮他们进入梦乡。这种入眠障碍只是睡眠障碍中的一种而已，其他的表现形式还有早醒、熟睡障碍、半夜醒来等。这些情况都会使失眠者无法保证充足的睡眠，从而身心也难以真正得到放松。

人睡觉时的脑电波会呈现出浅睡眠和深睡眠两种状态。浅睡眠时脑电波呈现波动状态，人在无意识状态中仍然可以听到声音，很容易被唤醒。深睡眠时脑电波呈现平稳状态，人的整个身体处于松弛状态，很难被唤醒。

人在健康状态下入睡时，是首先进入深睡眠，然后每隔

70~120分钟进入浅睡眠，如此交替循环直到醒来，完成一个睡眠周期。而处于抑郁状态下的人，他们的睡眠是先进入浅睡眠，然后才进入深睡眠，但深睡眠过程中随时都有可能醒来，醒后又很难入睡。这样就导致体温和激素分泌的节奏被打乱，身体表现出各种异常状况。

　　除了失眠之外，嗜睡也是一种睡眠紊乱，表现为爱睡懒觉，早上很难睡醒。它往往会被人误认为是由过度疲劳引起的。实际上，即便嗜睡者的入睡时间提前了，第二天也还是很难起床，并且头脑昏昏沉沉，依然感到很累。它多见于青少年，而且发展缓慢，不易被觉察。严重时特别明显的表现是白天充满睡意，而且不分时间、地点地犯困，即便是交谈、开会或者谈恋爱时都会哈欠连连，此时如果睡半个小时左右醒来，一切如常，但是再过几个小时会故态复萌。这种状况会令身在其中的人颇感困扰。

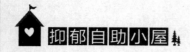
抑郁自助小屋

你抑郁了吗？

可能你很想了解，我们怎样才能在抑郁之初根据种种表现来识别并及早遏制它，下面是笔者特意准备的一份问卷，你可以对照它来了解自己的抑郁情况。建议你在使用时找一个安静的环境，仔细回忆两周以来的情绪状态，在每道题后面选择符合自己情况的选项。

1. 你是否总是感到悲哀难过？

A. 没有　　　B. 轻度　　　C. 中度　　　D. 重度

2. 你是否感到前途渺茫，充满未知？

A. 没有　　　B. 轻度　　　C. 中度　　　D. 重度

3. 你是否觉得自己毫无价值或者是个失败者？

A. 没有　　　B. 轻度　　　C. 中度　　　D. 重度

4. 你是否时常觉得自己力不从心或者技不如人？

A. 没有　　　B. 轻度　　　C. 中度　　　D. 重度

5. 你是否对任何事都习惯自责？

A. 没有　　　B. 轻度　　　C. 中度　　　D. 重度

6. 你在做决定时是否总会犹豫不决？

A. 没有   B. 轻度   C. 中度   D. 重度

7. 这段时间你内心是否始终充斥着愤怒和不满？

A. 没有   B. 轻度   C. 中度   D. 重度

8. 事业、家庭、爱好和朋友对你来说是否都已经失去吸引力？

A. 没有   B. 轻度   C. 中度   D. 重度

9. 你是否感到自己情绪低沉难以振作，做任何事都毫无动力？

A. 没有   B. 轻度   C. 中度   D. 重度

10. 你是否感叹自己已经年老力衰、风华不再？

A. 没有   B. 轻度   C. 中度   D. 重度

11. 你是否感到食欲不振，或无法控制地暴饮暴食？

A. 没有   B. 轻度   C. 中度   D. 重度

12. 你是否为失眠所苦，或一整天都疲乏无力、昏沉嗜睡？

A. 没有   B. 轻度   C. 中度   D. 重度

13. 你是否对性已经失去了兴趣？

A. 没有   B. 轻度   C. 中度   D. 重度

14. 你是否时常为自己的健康状况担忧？

A. 没有   B. 轻度   C. 中度   D. 重度

15. 你是否认为生存毫无意义，甚至觉得生不如死？

A. 没有   B. 轻度   C. 中度   D. 重度

做完上面的15道题之后，将每道题的所得分数相加，再与下面的评分标准进行对照。

计分标准：

选A得0分，选B得1分，选C得2分，选D得3分。

测试结果：

0～4分：无抑郁。

5～10分：偶尔抑郁。

11～20分：轻度抑郁。

21～30分：中度抑郁。

31～45分：重度抑郁。

如果你的测试结果已经达到中度抑郁或重度抑郁，那么建议你及时向专业人士求助，避免延误治疗时机。

第二章

抑郁经常光顾的人群

虽然抑郁已成为常见的心理疾病，但是它也有经常光顾的群体。在这些群体中，抑郁发生的概率会高于常人。比如看似无忧无虑的儿童，叛逆的青春期少年，众人眼里光鲜的都市白领，婴儿降临后精疲力竭的产妇，久病卧床的患者，以及孤独寂寞的空巢老人等，都是抑郁青睐的对象。因此，我们有必要了解他们的特点和状态，以便更好地帮助他们对抗抑郁。

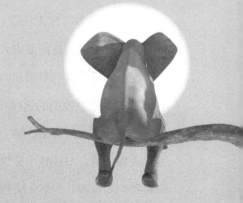

儿童：他们未必无忧无虑

我们总以为儿童是无忧无虑的小天使，认为抑郁应该与他们无缘。其实并非如此。即便是在婴儿时期，也会有产生抑郁的可能性，甚至曾经有3岁儿童便出现了抑郁的案例。儿童的抑郁除了情绪上的表现之外，往往还有多动、迟滞、逃学、攻击行为及思维语言迟钝等，故而往往会被父母视为教育的问题，而忽略了儿童内心的真实感受。

儿童在很多时候无法直接地表达自己的感受，更多的是通过行为来进行诉说，这需要成人用心去解读他们的行为。比如，男孩会表现出异乎平常的暴躁和愤怒，女孩则会表现出少有的烦躁或者心神不安。如果他们的这种状况持续1周以上，那我们就需要警惕了。此外，还包括食欲、精力、睡眠等不同平常的改变，以及成绩突然大幅下滑，对那些十分快乐的事突然失去了兴趣，这些都应该引起我们的重视。当然，更糟糕的情况是孩子可能会谈论诸如死亡或者惩罚之类的话题。

抑郁的孩子总是不讨喜，他们的亲密朋友很少，比一般的孩子显得更为害羞，容易被他人嘲笑。而且因为注意力难以集中，更容易走神并且感到疲惫，他们的成绩往往低于其他同龄的孩子。因此，他们在学习上会遇到更多的阻碍，并且无法充分发挥自身的潜力。

是什么原因使得天真的儿童变得抑郁了呢？究其原因，儿童正处于成长发育的阶段，他们的中枢神经系统尚未发育成熟，故而往往容易产生情绪的波动。如果生活在有情感障碍的家庭中，他们抑郁的概率会比平常人更高。此外，成长中遇到的重大变故，如童年不幸的遭遇等，会让他们在原有的遗传基础上增加产生抑郁的风险。而那些性格比较执拗倔强、被动依赖或者攻击性强、有强迫行为的孩子，则更容易成为抑郁纠缠的对象。

在这些原因当中，我们需要格外重视的是儿童的经历给他们带来的创伤。他们在母亲子宫内的时候，就能感受到母亲的压力，脱离母体后，压力会通过亲子关系进行传递，而亲子关系是最主要的童年经历，会在很大程度上影响他们的大脑功能。这些都可能导致儿童形成压力性障碍或者创伤性障碍。

根据科学家的研究，婴儿生来就有对安全、舒适、食物的需求，以及对母亲强烈的依恋，当这些需求无法得到满足，比如他们缺少父母的陪伴或者父母无法给他们以安全感的时候，他们日后抑郁的概率就会增加。因此，父母要做的就是和孩子在一起，努力走进孩子的心灵世界，与他息息相通，倾听他的诉求，理解他的感受。

如果孩子已经出现抑郁的情况，父母需要调整家庭互动的方式，而不能完全依赖于心理治疗或者药物辅助治疗。父母需要给孩子更多的关注，比如当他进餐、做作业、准备睡觉的时候，至少应该出现在他面前，还可以多关心他在学校里发生的事和学习的情况，有条件的话还可以和孩子一起做运动，这些都有利于减轻孩子的抑郁。父母只要从当下做起，给孩子更多的关怀，就永远不会晚。

青春期少年：叛逆有时只是表象

　　父母们往往会感到青春期的孩子很难相处，但是他们往往忽略了，叛逆的表象下面有时隐藏着的恰恰是孩子抑郁的心理。青春期少年的抑郁往往表现得很隐秘，被父母误认为是这个阶段出现的正常现象而没有得到正确的引导。父母如果能够及时发现并进行早期干预，就能阻止他们在后期发展为重度抑郁。

　　青春期的孩子，有很多会表现得格外叛逆，比如喜欢与人争辩，不断犯小错误，与人交往时态度粗暴蛮横等。这是因为这些行为能够让他们填补内心的空虚，因为他们可以通过不断制造事端来让周围的人恼怒，引起父母和学校的争执，在这个过程中他们不需要为自己的行为负责，也借此逃避终将面对的独立。

　　有理论家研究后发现，这些行为不良的孩子有一个普遍的规律，即他们的父母会有一方或者是双方对社会充满怨气或愤怒，或者是父母之间充满愤怒与矛盾。在这种状况下，父母有一方觉得自己生活不如意而又无力改变时，就会以默许的态度鼓励孩子叛逆，而这样做的结果就是孩子最终会将叛逆的矛头转向父母。

这给了我们一个启示：孩子的人格是父母人格的投射。因此，父母需要自觉地改变自己的习惯，学会更好地管理自己的情绪，应对生活中的压力。父母不需要变成完美的人，但是可以让自己变得更好，为孩子树立一个良好的榜样。孩子受父母的影响，就会学到宽容、善良，学会合理地表达自己的感情与态度。

此外，青春期的孩子抑郁的表现还有腹痛、头痛、喜欢谈论死亡等，并且会越来越多地体会到挫败感与自卑感。而孩子一旦发展到宁可待在家里也不愿上学的程度，父母就应该积极采取措施了，但不是急于督促孩子回到学校，因为这样反而会使孩子加重自责心理，导致抑郁更加严重。父母可以陪同孩子去做心理咨询，虽然孩子最初会抗拒，但是之后他们通常会自愿、主动地去做心理咨询。整个过程中需要父母有足够的耐心，理解孩子的感受，避免流露出焦虑、急躁等情绪。

在青春期孩子的日常生活中，父母可以以朋友的身份和孩子一起看电视，讨论一些现象及观点，而不是以长辈的身份灌输某些观点。在平等的交流中，孩子会了解父母的想法并理解父母的一些担忧，还会渐渐敞开心扉，主动与父母交流想法并征求建议。

都市白领：压力往往使他们濒于崩溃

很多人认为，都市白领身在优质的工作环境中，拿着高额的薪资，生活时尚、快乐，抑郁是与他们无缘的。其实不然，虽然他们无论受教育程度还是薪资都占据优势，但是他们被抑郁困扰的概率并不比一般人群低。

为何他们也会成为抑郁光顾的对象呢？原因在于他们要承受更多的心理压力，比如决策者需要承担做出决定开拓进取的风险；执行者需要用心领会领导的意图完成工作任务等。因此，身在其中的人往往更能体会个中辛苦，而外人则往往只看到他们光鲜的一面。

著名心理学家雷萨鲁斯曾经指出，除了重大生活事件之外，平日里接连不断的小麻烦也会让人疲于应付，成为我们日常生活中的压力源。如果两者交替出现，那么我们的身心健康状况就需要多加关注了。

城市白领的抑郁表现大致有以下几个方面：

1. 意志薄弱

它是白领抑郁的最普遍和最主要的特征。具体表现为心情烦闷、时常忧伤及唉声叹气，严重者甚至会情绪低沉、悲观绝望。

2. 过于疲乏

他们会突然觉得精力大不如前，感到疲惫不堪，日常生活懒散，穿衣吃饭这些最基本的事情都不想做，轻者丧失积极主动性，重者可能日常生活都需要有人照料。

3. 信心和活力消减

他们往往会为失眠所苦，并产生焦虑和冲动的情绪。同时，由于他们在认知方式上出现偏差，反过来也会让身体上的各种不适更加严重，比如受头晕、头痛的频繁困扰。这种状态会使他们加倍自责，内心产生负罪感，强化他们的自卑，严重者甚至会想到轻生。

4. 食欲和体重陡变

他们一般会出现食欲不振的情况，体重随之下降，时间一长很容易患上肠胃疾病。不过也有部分人反而食欲增强且体重猛增。

都市白领可以通过以下方法进行自我调节。

1. 打开心结

"态度决定一切"，如果能保持积极、乐观的态度，那么你的生活、事业、心理状况就会有一个良好的底色。在审视、评价周围事物的时候，我们要从多角度去看待问题，如此才能权衡利弊。倘若只盯着一个角度，那么很有可能你就会被笼罩在消极情绪之中。"塞翁失马，焉知非福。"换个角度看待问题，消极中也会生出积极来。

2. 化零为整

为了避免抑郁随时来袭，我们可以在日常工作和生活中通过放松、想象等方法，把刚刚冒头的抑郁压制下去。

3. 呼吸练习

抑郁的白领，可以尝试做呼吸练习：轻轻闭上眼睛，注意力集中在呼吸之间，不论出现什么念头，你只要自然地接纳它就好；盘腿而坐20分钟左右，用心感受自己的呼吸，等到半个月或1个月后，可以将时间延长为40分钟至1个小时。这种方法有利于让身心融合，消除内在思想对抗，使人回归生命的本真，找回迷失的自我。

当然，在这里还要提醒一点：不要轻易对号入座。最初只是一些消极的情绪，如果内心不够强大，盲目对号入座，反而会增加自己内心的压力，最终强化抑郁。

产妇：产后抑郁不容忽视

很多女性产后变得抑郁是不容忽视的事实，但是长期以来，由于对它的危害了解和认识不足，人们往往会忽略女性产后陷入抑郁的痛苦。这也使得很多女性在产后处于孤立无援的境地，反而加重了抑郁，甚至酿成悲剧。

产后抑郁出现的时间或早或晚，因人而异，在婴儿出生后0~6个月都有可能出现。有的只是持续几周或几个月，但如果境况没有及时得到改善，那就有可能持续几年。产后抑郁表现为失眠、极度倦怠、沮丧、焦虑、食欲不振、性冷淡等，最显著的一点就是母亲对照顾婴儿不感兴趣，甚至对婴儿漠不关心。这种情况往往不被家人理解，认为她们不爱自己的孩子，不是个称职的母亲，或者说她们"矫情"，这些情况都会增加她们的心理压力，促使抑郁进一步恶化。

女性在产后为何容易抑郁呢？一般来说，大多数女性在孩子出生之后的几天内，都会有些伤感，这与她们体内的激素水平变化有关，是正常现象。但是如果女性有持续性的情感低潮，这时就要认真考虑自己是不是产后抑郁了。导致女性产后抑郁的因素有很多，除了激素水平变化以外，主要有以下几点。

（1）婚姻中出现的夫妻不和，比如争吵、打架或者家庭冷暴力等。

（2）女性在怀孕期间承受严重的生活压力或者有重大变故发生，比如亲人离世、亲戚纷争、搬家后不适应新环境等。

（3）分娩期间经历过创伤。

（4）婴儿降生之后，母亲接下来要面对的是照顾孩子的现实。但她无法在繁重的工作和养育孩子之间达到完全的平衡，继而就会产生失望以及无法胜任带来的力不从心。

（5）以往的抑郁经历会提升产后抑郁的系数。有三分之一曾经抑郁的女性会在产后再次遭受抑郁的折磨。

（6）女性自身如果性格内向，且敏感多思，情绪得不到很好的宣泄与疏导，同样会加大产后抑郁的可能。而且女性的年龄、孕次和文化程度与产后抑郁的概率是成反比的。

（7）家人的抱怨、指责都会让成为人母的女性不堪重负。

女性产后抑郁也会对婴儿造成影响：由于母亲在养育上力不从心或不得法，婴儿会变得难以管理，这种情况会导致母婴交流相处不融洽，也使得婴儿在出生之后的3个月出现行为困难的情况，婴儿会感到十分紧张，缺乏满足感并且易于疲惫；而在后期则会影响婴儿的性格形成和发展，甚至会影响孩子的认知与能力的指数。

既然如此，那么该如何应对产后抑郁呢？我们可以从以下这些方面着手去做。

1. 身体锻炼

即便是在孕期，也不要忽视体育锻炼，尤其是长期坐办公室的女性。可以选择一些适宜的有氧运动，这样有利于体能的尽早恢复，能够更快地完成角色的转换。平时也可以推着婴儿车在家附近散步，或者约上好友出门吃晚餐，也是一种身心的放松。

2. 心理调节

为了不致在产后不知所措、手忙脚乱，产前可以了解一些有关育儿的知识，比如读书、听讲座等都是很好的途径。通过这些途径来学习如何喂奶、给婴儿洗澡、抱孩子，以及怎样与婴儿交流、应对婴儿常见病症等，做好相应的心理准备，相信孕妈妈们在产后就会从容不迫。如果感到自己情绪不稳，可以向好友倾诉，或者寻求专业人士的帮助。

3. 物质准备

在婴儿降生的前几个月，就要着手准备婴儿所需的衣服、尿布、被褥等，并且布置好母婴居住的房间。

4. 房间布置

房间要有充分的采光，但不宜直射，可以悬挂窗纱进行遮挡。要勤于开窗通风换气，保持室内空气清新。冬天如果担心母婴着凉，通风时可以让母婴待在其他房间。

5. 家庭支持

无论孩子是男是女，家人都不要抱怨，而应一视同仁，欣然接纳小生命的来临，给产妇创造轻松和谐的家庭氛围。

6. 丈夫配合

其实女性在产后最需要的是身边有人陪伴并理解她。在月子期间，丈夫最好能够多陪伴妻子，帮助她照料婴儿，比如给婴儿洗澡、洗尿布等。同时丈夫也要体谅妻子的情绪波动，并避免和她争吵。

7. 善待自己

不要因为婴儿的降生而完全忽略自己的需要，保证充足的精力才能更好地照料孩子。睡眠不足很容易导致情绪消沉，可以在白天有人接替的时候适时休息一下，孩子睡着的时候不要急于去做家务。对于一些繁杂而不重要的事务可以选择性地忽略，给自己留出放松的空间，也留出和丈夫单独相处的时间。这样一段时间后抑郁便会逐渐减轻。

患者：久病也会郁郁寡欢

我们时常会看到，久病的患者总是满脸愁云、精神不振的样子，而且很多人住院后会出现性情大变、脾气暴躁等现象。其实，他们不仅要承受身体上的痛苦，而且有可能深受抑郁的困扰。

每个人的一生中都难免患病，比如常见的感冒发烧，或者意外受伤，虽然这些会令我们倍感痛苦，但是一般不会旷日持久。这些急性病一旦消失，整个人的精神状态也就好转了。但是慢性病不同，它会一直纠缠患者，比如糖尿病、心脏病、癌症、肾病、哮喘、红斑狼疮、关节炎等。这些疾病除了会给患者带来身体上的痛楚之外，还会从精神上折磨甚至拖垮患者。

事实上，慢性病给患者带来的挑战远远超出我们的想象。他们要设法去深入了解疾病的相关知识，并且适应患病后有诸多不便的生活，还要积极配合医生的各项治疗。但是在这个过程中，患者的活动可能会因疾病而受到限制，他们的独立性因此降低，可能外貌也会变得不尽如人意。在长期的疼痛、疲惫成为常态之后，患者很难应对这些挑战。长此以往，他们的生活方式、人际关系、工作能力乃至自我评价都会因此大打折扣。甚至有很多人会变得性情孤僻，远离人群。这些疾病在他们身上为抑郁埋下了隐患。

慢性病患者通常会充满负面情绪甚至导致抑郁，这需要人们给予理解。但是，应该避免这种状况成为常态，否则，抑郁会令他们身体上的疾病更加难以治愈。

对于这部分人来说，如果出现以下这些情绪超过1个月，那么就应该引起注意了。

（1）由于生病而自怜自艾，甚至感到愤恨。

（2）由于身体上的不适甚至是疼痛而变得情绪暴躁和易怒。

（3）由于生怕会加剧疼痛，对于有些活动过分焦虑和恐惧，并且担心病情会继续加重，对日后生活造成影响。

（4）由于疾病给生活带来改变甚至使行动能力丧失而感到悲伤和抑郁。

（5）由于生病后无法承担自己原本的责任与义务而产生负罪感并时常自责。

那么，面对这种抑郁情绪应该如何去扭转呢？

当然，前提是需要慢慢学会接纳自己的疾病并且带着它一同生活，通过练习和适应让自己的生活回归正常的轨道。

1. 了解疾病信息

对疾病的恐惧源于对疾病知之甚少。当详细了解了疾病的相关知识之后，患者的情绪可能会很容易平复下来。当今社会科技发达，我们获得疾病相关信息的渠道有很多，包括通过互联网、图书馆、医护人员、病友等，都可以获得多方面的信息，比如疾病起因、发病率、疾病进程、治愈率、病中感受、护理方式、调理方法等。

2. 积极配合治疗

在治疗的过程中，患者不要持被动的态度，可以主动了解自己有哪些可选择的医疗方案，与医生积极地沟通。比如，很多患者会纠结于是保守治疗还是进行手术治疗，以至于难以入睡，但是对于这两种方案各自的优点却并不了解。如果对于治疗有任何疑问或者想法，患者要及时反馈给自己的医生，一味地发愁显然对于促进康复没有任何作用。

3. 注意健康饮食

饮食虽然不能直接治愈疾病，但是有利于增强身体与疾病抗争的活力。如果医生为了治疗疾病对饮食做出特定要求，那么就需要严格遵照医嘱。可能医生给出的建议比较模糊笼统，但是自己在日常饮食中要有自觉做出健康选择的意识。

4. 寻找同伴

慢性病患者很多会感到孤独，这就需要主动寻找一同对抗病魔的伙伴。比如很多城市会有一些疾病互助小组，在医院认识的病友也是很好的伙伴，还可以在网上寻找病友论坛。与病友交流的过程中，他们能够得到理解与认同，这样会减轻孤独无助的感觉。

5. 坚持信念

有自己坚定信念的患者往往在治疗中有更多的动力。信念能够帮助患者减轻病痛带来的不适，而对美好事物的专注与积极探索也能够使人保持良好的情绪，这无形中也是对抗抑郁的一件法宝。

6. 懂得感恩

在生病的时候，尽量去寻找周围生活中那些值得感恩的人或事，比如家人的悉心关怀、医生的恪尽职守，都值得我们对之心怀感激。感恩能让患者以积极的态度去迎接疾病的挑战。

空巢老人：老年人的孤独

随着人口老龄化趋势日益加剧，空巢老人也在逐渐增多。当年轻人外出求学、工作时，他们便开始独守"空巢"，与寂寞和孤独为伴。近年来，空巢老人的数量更是不断攀升，孤独、疾病、生活无人照料是困扰他们的三大难题，而疾病就包括抑郁症。

空巢老人很容易感到孤独，此时抑郁就会找上门来。但他们抑郁的表现往往并不明显，这时就需要我们仔细观察，及时发现。如果出现以下这三个信号，我们就要当心了。

信号1：性情突变，常常自责

假如老人平时性情开朗、乐观，突然变得寡言少语、拒绝社交，甚至常常哭泣，为一些小事或旧事而自责，那家人就应该引起注意，带他去医院寻求治疗了。

信号2：时常感到身体不适

这是抑郁者普遍的表现：食欲不振，腹胀腹泻，心慌胸闷，腰背肩颈乃至全身酸痛，忽冷忽热，时常出汗等。这些都是抑郁的表现，去医院检查也查不出具体病因。

信号3：焦虑烦躁，紧张不安

老人常常感到紧张焦虑、烦躁不安，以及莫名其妙的担忧。比如担心自己的资金不够维持生活，子女未来不能孝顺自己，年老力衰无法做家务，家人不知何时会出意外等。这些事情在旁人看来是杞人忧天，但是他们会因此坐卧不安。

除了以上这些表现之外，老人的抑郁很隐蔽，严重时很容易被人们误认为是阿尔茨海默病，因为此时老人的思维和动作都会受到限制。老人的抑郁往往产生迅速且发展较快，持续较久；智能方面的障碍是暂时和局部的，并且脑CT检查没有表现阳性；一旦用了抗抑郁的药物之后，老人便会得到治愈。而阿尔茨海默病的表现则与之相反。

空巢老人因为长期独居，难免倍感寂寞清冷，抑郁惆怅。究其根源，不外乎以下三点。

（1）不适应离休或退休后的生活。离开长期工作的岗位，进入闲居状态，老人可能无法适应这种角色转换。

（2）对子女有很强的情感依赖性。他们普遍有"养儿防老"

的思想，但是在人到暮年希望有儿女作为依靠的时候，儿女却不在身边，难免会深感失望、无助、自怜。

（3）有些老人自身性格上存在缺陷，自卑退缩，在生活上常兴味索然，也缺少独立自主规划自己晚年美好生活的勇气。当身边的亲朋好友相继离世时，他们会触景生情，想到自己时日无多，难免黯然神伤。

那么，空巢老人如何进行自我调节呢？

（1）心理调节。每当出现心慌、焦虑的情况时，可以静坐、听音乐、深呼吸，这些能帮助自己缓解抑郁的情绪；发觉自己的情绪时常波动的时候，有意识地告诉自己加强自控力，让自己内心恢复平静。如果发现自己仍然无能为力，则可以咨询专业人士。

（2）老有所乐。老人要学会关爱自己，可以培养一些兴趣爱好，比如太极、书法、下棋、摄影、园艺等，让生活丰富多彩。同时，老人还要积极参加社交活动，广交朋友，经常走动、聊天也可以让内心的压抑得到释放。

（3）老有所为。假如老人身体比较健康，不妨在社会中发挥余热，比如参加一些社会公益活动，或者发挥自己的一技之长，这样也能找到自己的价值，使自己更加充实。

此外，老人的子女也应该尽自己所能去关怀、体贴老人，常回家看看，或在闲暇时给老人打一个电话，写一封邮件，问候一声，都能够帮助他们驱散抑郁的阴霾。

国外学者眼中的心理健康标准

我们都希望自己的身心是健康的，但是身体的健康状况可以明确地判断，心理上的健康则似乎并没有唯一的标准。我们在这里来列举一些心理学家和学者眼中的心理健康标准，仅供大家参考。

1. 美国学者坎布斯

坎布斯认为，一个心理健康、人格健全的人应该拥有以下四种特质：

（1）有积极的自我观念。

（2）能够恰当地认同他人。

（3）有足够的勇气去面对和接受现实。

（4）有充分的主观经验可以随时参照。

2. 美国心理学家马斯洛和密特尔曼

马斯洛和密特尔曼对心理健康提出以下十条标准：

（1）拥有充分的安全感。

（2）对自己有足够的了解，并且能恰当地评价自己的能力。

（3）有切合实际的生活目标和理想。

（4）能够很好地融入周围的环境。

（5）可以保持自身独立、完整、和谐的人格。

（6）具有从经验中随时随地学习的能力。

（7）可以保持良好的人际关系。

（8）适当地表达并且能够控制自己的情绪。

（9）在集体认可的前提下，可以适当地发挥自己的个性。

（10）在社会规范的限度内，能够合理地满足个人的需求。

3. 美国人格心理学家奥尔波特

奥尔波特提出，心理健康应包括七个方面：

（1）明确而适度的自我意识。

（2）拥有良好的人际关系。

（3）情绪上感到充分的安全。

（4）拥有客观的认知。

（5）自身有各种技能且能够专注地投入工作。

（6）自我形象切合现实。

（7）拥有统一而不分裂的人生观。

4．美国教育心理学家赫威斯

赫威斯综合许多心理学家的意见，认为个体具有以下九个有价值的心理特质即为心理健康：

（1）个体幸福感，它是最具价值的所在。

（2）心灵内在的和谐以及与外界相处的和谐。

（3）有不被践踏的自尊感。

（4）个人在潜能的发挥中成长。

（5）个人的成熟。

（6）人格的统一与完整。

（7）与环境有良好的接触。

（8）能够有效适应环境。

（9）在大环境中保持自身的相对独立。

5．美国心理学家斯科特

斯科特则提出了更为具体的心理健康标准：

（1）一般适应能力：随机应变的灵活性，对环境良好的把握能力，随时适应与改变自己行为的能力。

（2）自我满足的能力：合理地满足个人需要，从日常生活中感受快乐，行为自然而不拘谨，能够享受片刻放松的感觉。

（3）人际关系中不同角色的扮演：个人能够完成社会角色，

行为与角色不脱节，在社会关系中较好地适应，行为能够得到社会的认同；具有与他人和睦相处的能力，善于寻求适度的帮助，能够将事情托付给他人；积极参与社会活动，明确社会责任，拥有稳定的职业，充满工作和爱的能力。

（4）智慧能力：保证自己的知觉是准确的，心理功能是有效的；有合理的认知，机敏智慧，合乎常理；勇于接触现实，富于解决问题的能力，对人类的经验拥有广泛和深刻的理解。

（5）对他人的积极态度：待人热情，关心他人，愿为他人谋福利，信任并喜欢他人，有与人亲密的能力。

（6）创造性：对社会的贡献、主动精神。

（7）自主性：在情感上独立不倚，能够自力更生，可以做到一定程度上的超然。

（8）完全成熟：实现自我价值，完成个人成长，形成自己的人生哲学；在两种相反的力量之间能够寻求平衡，在动机上表现得成熟而不自我矛盾。

（9）对自己有利的态度：完成任务后的满足感，对自我的接受和认同，能够获得自尊感；面对困难有解决问题的信心，远离自卑，打造积极的自我形象；有自由和自主决定的快感；内心洋溢幸福感。

（10）情绪与动机的控制：有抗挫折的能力和控制焦虑的能力，内心拥有勇气、道义、善心，能够诚实、率直并且拥有自制力。

第三章
如何做对预防抑郁症有帮助

　　我国现存最早的中医典籍《黄帝内经》中提出"不治已病治未病"的观点，提倡对待疾病要在未起之时加以预防，而不是等到患病之后才开始仓促求医问药。对于抑郁症同样也是如此，我们需要了解它的源头，在平时的生活中有意识地进行预防，从而使得它无隙可乘，无法入侵并破坏我们的身心健康。

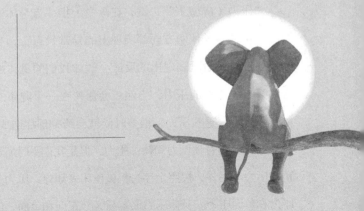

缓解压力：消除抑郁的重要因素

在众多导致抑郁的因素中，压力排名第一。纵观许多抑郁症患者的经历，都有在生命中曾经背负沉重压力的过程。他们无从释放压力，一旦压力大到不能承受时，精神世界最终就会轰然坍塌，整个人都被抑郁压垮。

"压力（应激）"一词，在医学上指"当身体受到某种外在刺激时，精神与身体两方面都表现出的异常状态"，当然也包括我们的身体应对刺激时表现出的反应。假如我们的身体能够从容自如地应对来自各方面的压力，当然就会保持在一个健康的状态。但是假如不能处理好这些压力，很多时候就会给抑郁症造成可乘之机。

压力分为身体压力和精神压力，但是我们平时所说的压力一般指精神压力。另外，按照生存的积极作用来划分，压力又可以分为正面压力和负面压力。身体压力很容易区分正面和负面，但精神压力则难以区分正面和负面。比如，在工作中得到晋升固然是好事，但是从另一个角度来说也会给人带来更大的压力。正因为精神压力的分界线如此模糊，而负面压力会引起抑郁，所以很多时候我们看似是正面压力的情况实际上很有可能转化为负面压力，而且会因人而异。如果发现压力已经有转向负面的趋势，那么我们就必须及时缓解与清除压力。

1．列一个最简洁的清单

那种长长的事无巨细的清单，会给人造成巨大的压力，而且往往拖延很久才能完成。每天只列出两三件最重要的事情就够了。

2．集中精力只做一件事

不要总是试图同时做几件事，那样不但会使自己压力过大，而且还难以集中精力。不妨一次只做一件事，并尽可能地做到最好。

3．避免灰色空间，专注于当下

工作和休息的界线要分明。可以给自己制定一些规则并严格遵守，比如工作日的晚上7点以后不工作，工作时每小时休息一次等，这样可以让压力不越界。

4．减少干扰

可以给自己营造一个安静无干扰的环境。比如暂时关掉手机，给自己一个独处的空间；也可以根据自己的情况稍做调整。这样会帮助你减轻一部分外界的压力。

5.尽力而为，做不完也不要强求

虽然你每天的清单里总有两三件最重要的事，但是如果已经尽力而为还做不完，就不要强求了，因为生活中难免会受到干扰。

6.给自己安排一些业余活动

可以选择在运动中宣泄，比如打球、跑步、爬山等，也可以选择唱歌、跳舞、听音乐、看电影、读书等。

7.让自己好好睡一觉

良好的睡眠可以在无形中缓解压力，如果某段时间你感觉特别疲惫，压力大到喘不过气来，那么你可以找个机会让自己好好地睡一觉，醒来之后会感到久违的轻松。

8.向他人倾诉

你也可以选择向他人倾诉，将心中的苦闷说出来，这也是一种宣泄的方法。但是有一个前提，倾听的人必须有足够的智慧与能量，否则，你会发现对方无力帮你排解，最终大失所望。

劳逸结合：休息和工作同样重要

有些人会因为做着自己讨厌的工作而情绪低落，进而陷入抑郁，这是比较常见的现象。但是也有一部分人，他们觉得工作很快乐，即便牺牲休息时间也会拼命工作。虽然他们看起来快乐并充实，但是长期过度地工作会使他们积累疲劳，而抑郁也会在不知不觉中悄然入侵。而且这些人去医院看病时，医生问起他们最近是否压力过大，他们多半会回答"我没什么压力"或者"我工作得很快乐"等。当被问及是否很忙时，你会发现他们几乎都在承担着超量的工作，但他们自己丝毫不认为这是压力，这是因为缺乏休息而导致的抑郁有时很难被意识到。

劳逸结合无疑是预防抑郁极为重要的措施。无论这份工作你是否喜欢，都不要让工作侵占你休息的时间，否则，如果只因为自己高涨的积极性而忽略了休息，那么可能会因为自己不易发觉抑郁而延误治疗，结果就得不偿失了。

如果出现以下这些表现，那么你很有可能是过劳了。

（1）时常莫名其妙地忧虑或害怕。

（2）动作的灵敏度和准确度下降。

（3）时常疲惫，并且记忆力下降。

（4）琐碎小事也会动怒。

（5）总是郁郁寡欢，缺少兴致。

（6）很难忍受拥挤或喧哗。

（7）需要减缓速度才能避免出错。

（8）失眠或者睡眠变浅。

（9）对于领导的指令经常理解错误。

（10）起床后就精神不振或疲倦。

以上这些表现，就是在提醒你：你应该休息一下了。

关于如何平衡工作和休息，心理学家们给出了以下几个具体建议。

1. 享受生活瞬间的乐趣

学会留意生活中一些日常的瞬间，比如孩子素质的点滴提高，太阳落山时余晖的美丽，身边小狗憨态可掬的模样等。这些都会使你发现生活中常常忽略的乐趣。

2. 忘记你平日挂在嘴边的口头禅

比如"工作是为了让家人生活得更好"等。工作之前，先问问自己是愿意以获得生活乐趣为目标而工作，还是接受长时间工作导致的家庭问题，认真权衡工作与日常生活的关系。

3. 调节自己的认知

很多时候，忽略休息而一味沉醉于工作是由过于强烈的事业心和责任感而导致的。因此，不必将对自己的期望值调得过高，符合自己的实际情况就好。而且，工作并不是唯一的人生价值所在。

4. 有意识地减轻工作压力

列出一份工作日程，分出哪些可以暂时放弃，哪些可以合作或交由他人完成，哪些必须由自己亲自完成。分出任务的轻重缓急，有所取舍才能减轻工作压力。

5. 丰富自己的业余生活

给自己安排一些与工作无关的业余活动，结交一些非工作圈内的朋友，也是一种很好的调节。

总之，避免过劳，要做到七慢：慢工作、慢餐饮、慢读书、慢休闲、慢享受、慢旅行、慢运动。慢下来，用心感受生活，给自己留出休息的时间，也是一味避免抑郁的良药。

稳定情绪：大悲大喜都是抑郁症的诱因

我们知道，在遇到悲伤的事情的时候，比如亲人去世、失恋、失业等，人会陷入巨大的悲伤而被抑郁心理纠缠，但是很少有人知道，其实大喜过望也会诱发抑郁症。

比如升职、结婚、生育、买房等这些平时看来是好事的事情，也同样会成为抑郁症的起因。可能大家都听说过范进中举的故事：范进参加科举考试，屡试不中，后来一次偶然的机会，考中举人，得知这个消息，他竟然高兴得发了疯。这虽然不是抑郁症，但足以证明在听到喜讯的时候，如果不控制自己的情绪，很可能会因情绪的波动而扰乱心智。

大喜之后莫名其妙地情绪低落，这在心理学上称为"钟摆效应"。它指的是人们在某种心理活动的刺激下，情绪体验等级越高，就越容易向对立面转化，犹如钟摆摆出一定幅度之后，就会反向摆出同样的幅度。

这就可以解释在异常兴奋过后，为什么人会突然产生一种莫名的沮丧感了。每个人都会体验到"钟摆效应"，但是如果自己没有察觉，就很有可能会被情绪左右，从而跌入抑郁的深谷。

那么，我们应如何规避"钟摆效应"，无论是在大喜还是大悲面前，都能保持稳定的情绪呢？

1. 保证心态的平和

人生不会总是一帆风顺，但也不会一直停滞谷底。当你春风得意的时候，要想到有一天会有生活不如意的时候；而当在逆境中挣扎的时候，你要告诉自己总会否极泰来。

2. 保持体验人生的开放心态

悲欢离合都是人生的体验，成功时固然欢欣鼓舞，但人生困境也要能够坦然面对，敞开胸怀接受它们，把这些当作人生的一种必然经历和体验就好。

3. 加强自己的自控力

无论顺境还是逆境，都要有意识地控制自己的情绪，告诉自己要避免过度亢奋或者过度悲伤，保持冷静，用自己的理智去判断，尽可能做到宠辱不惊。

接纳自我：完美主义也会折磨人

追求完美是一种卓越的品格，可是一旦过于追求完美，发展为完美主义，就很容易折磨人并导致抑郁。一个人如果希望自己十全十美，他就会很在意周围人的看法，不能忍受自己有一点缺点，更难以接受自己的失败或者不如他人，因此，会对自己不断地进行苛责与否定。概括地说，就是他们不肯接纳真实的自我，总是要求自己必须完美无瑕。

完美主义者有以下几种表现：

1. 对自己提出病态的要求

完美主义者习惯对自己提出病态的要求。比如"我必须开朗""我必须成功""我不应该有缺点"……一旦达不到预期目标就会抑郁，此时又会出现一个新的"不该"——我不该抑郁。于是，他们在抑郁中越陷越深。

2. 产生自卑与自负的心理

一个人如果过于理想化，就会对自己提出各种各样的要求，一旦达不到，就会产生自卑心理，厌恶与痛恨现实中的自我。与此同时，他也会在理想化的世界里变得自负，那里的"他"令自己崇拜。因此，他总是在自卑与自负之间摇摆。

3. 以逃避生活的方式放弃

可能你会以为这种行为来源于现实中的挫折与失败，其实根源还是在于内心的挣扎，因为既无法达到理想化的自我，也无法接受真实的自我，所以他们就会选择以逃避生活的方式来让自己的内心获得一点点安定。

那么，如何摆脱完美主义的折磨呢？我们大致可以按照以下这些建议来做。

（1）你要有战胜完美主义的动机，可以先列出完美主义的好处和坏处。

（2）看看你列的这份列表，不妨去验证一下完美主义是否真的会成为成功的基础。你可以分别按照高标准、中标准、低标准去尝试，结果你会发现降低标准之后会更加欣赏自己，而且表现也更加出色。

（3）假如在完美主义的同时还伴有强迫症，那么你可以使用《反完美主义量表》。不妨计划一些日常活动，比如刷牙、漫步、修剪花木、写工作文件等，同时记录每件事情完成的完美程度和自我满意度，要用0～100%的数字来表示。你会发现完美与满意之间的联系并没有那么密切。

（4）如果你已经决定放弃完美主义，但是仍然心有不甘地认为百分百的努力必定会有百分百的收获，那就去看看现实中是否真的存在完美无瑕的事物。

（5）降低行事标准会给你带来害怕被人指责的恐惧，这时可以使用"反应阻止法"。你可以想令你紧张害怕的那些问题，无论会使你多么紧张害怕，都要坚持而不能屈服。这个阶段或长或短，因人而异，但一旦过去，你就取得了对抗强迫性冲动的标志性胜利。

（6）给自己一周之内的所有活动设定时间限制。这适合完美主义伴有拖延症的人。给每项活动规定一个时限，时间一到，不论完成与否都要停止，去做下一项工作。

（7）不要总盯着自己的缺点。如果总盯着自己的错误或缺点，那么就难免自卑。你不妨试一下高尔夫计数器，每天只要自己做了一件正确的事，就按一下计数器，你可以关注它累计的总数。它可以促使你开始关注生活中的积极方面。

（8）如果觉得自己在某些方面无能或者感到自卑，那么不妨找个人谈谈你的想法，顺便请教一下自己如何才能改善现状，即便对方因此而轻视你，也不要放在心上。

（9）既然我们苛求完美是希望超越别人，那么降低标准，你可能会更加成功。比如你正在做的一项任务进展缓慢，而且效率不断降低，那么此时可以转而去做下一项任务，因为人们会觉得两个"80分"会比一个"90分"要好。

合理饮食：保持体内环境的平衡

预防抑郁症仅仅从心理上入手是不够的，如果我们平日的饮食习惯不合理，也会打乱体内环境的平衡，从而成为产生抑郁症的隐患。

在农耕时代，人们的餐桌上，食材基本上是应季的蔬菜、水果，以及打猎获得的少量野味，这些天然无污染的饮食能有效地帮助人们远离抑郁的困扰。在现代生活中，我们的食材远较过去丰富且容易储存，饮食结构也发生了巨大改变，肉类、油脂和糖分的过量摄入，以及快餐和精加工的食品风靡人们的餐桌，各种果蔬也不再受季节的限制，这些反而增加了我们患上抑郁症的概率。

那么，在人类摄入的饮食中有哪些成分和抑郁症有着密切的关系呢？主要有以下三种：

1. 不饱和脂肪酸和饱和脂肪酸

不饱和脂肪酸对大脑的健康及情绪、行为的健康都有着不言而喻的重要性。它主要来源于绿叶或其他深色植物、鱼类、坚果等。比如我们平时吃的葵花籽，就含有大量的不饱和脂肪酸。这里我们要注意，如果是人工饲养或者喂食谷物饲料的鱼类，那就排除在外了。动物的肉类脂肪是否为不饱和脂肪酸，要看它的食物来源；如果是以植物为食，那么大部分都是不饱和脂肪酸；反之，如果以谷物或其他植物的种子为食，则是饱和脂肪酸居多。

而饱和脂肪酸如果在血液中的比重过高，很容易导致血管堵塞，引发心脑血管疾病。饱和脂肪酸主要来源于谷饲动物脂肪中，现代餐桌上几乎到处都有它的身影。因此，我们很多时候饱和脂肪酸的摄入是过量的。

这种状况导致许多的人体内饱和脂肪酸和不饱和脂肪酸比例失衡，而美国更甚，他们饱和脂肪酸的摄入量已经是人体所需的16倍。而不饱和脂肪酸的缺乏，会导致血清素功能失效，多巴胺无法激活大脑左侧额叶皮质的活动，很难唤起好心情；饱和脂肪酸过多，又会引发慢性炎症，同样会遏制血清素与额叶皮质的活动，最终加深抑郁。

有研究表明，人体内饱和脂肪酸与不饱和脂肪酸的比例控制在1∶3以下的时候，处于平衡状态，会有很明显的抗抑郁效果，有利于大脑健康。而我们怎样调整饮食结构使它们恢复平衡呢？有以下几种方式。

（1）日常饮食尽量选择天然、健康的食品，此外，也可以适当增加膳食补充剂，比如来源可靠的鱼油。

（2）肉类要选择草饲料喂养的动物，多吃鸡胸肉或鱼肉。

（3）远离油炸、烘焙食品等高油、高糖食品。

（4）条件允许的情况下建议使用橄榄油或椰子油。

（5）拒绝人造反式脂肪，要选择真正的黄油。

（6）选择应季的食物，尤其是绿叶蔬菜。

2. 糖分

如今，慢性疾病的发病率大大提升，包括糖尿病、高胆固醇、心脏病、阿尔茨海默病、哮喘、关节炎、中风、系统性红斑狼疮、纤维肌痛综合征等。这些慢性疾病会影响大脑中血清素发挥作用，从而成为引发抑郁的关键。

在导致慢性疾病的原因中，糖分摄入过量是不容忽视的原因之一。糖分会让大脑迅速得到满足，因此，也很容易导致上瘾。并且它也会扰乱我们体内的葡萄糖循环，使我们增加对糖分的需求，进而形成一个难以摆脱的恶性循环。

假如你发现自己对糖的需求已经无法控制，那么可以尝试以下这些简单的方法。

（1）强烈想要吃糖时，尽量以低糖水果替代。

（2）蜂蜜是糖的良好替代品。

（3）黑巧克力可以满足人们对糖的强烈渴求。

（4）尽量摄取甜叶菊、木糖醇等自然糖分。

（5）留心食品说明，避免摄入添加剂类糖分。

3．B族维生素

B族维生素也是和抑郁症相关的营养素之一，尤其是维生素B_1、维生素B_3、维生素B_6、维生素B_{12}，以及叶酸。人一旦缺乏B族维生素，就可能会产生焦虑或抑郁。

有些人通过服用复合维生素来补充B族维生素，但是因为复合维生素或者日常饮食中的B族维生素含量可能无法满足我们身体的需求量，所以我们需要保证每周至少要吃3种深色蔬菜。此外，大部分人可以从肉类中获取维生素B_{12}，但是素食主义者则需要额外补充维生素B_{12}。

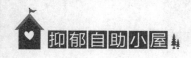抑郁自助小屋🌲

预防抑郁症要遵守9条原则

我们都不希望自己被抑郁症困扰，这就需要我们能够经常对自己进行客观分析。如果曾经陷入抑郁症的话，那么就需要找出自己抑郁的根源所在，在抑郁症想要卷土重来的时候，能有提前应对的方案，真正做到未雨绸缪。

抑郁症的诱因其实就藏身在我们日常生活的点滴之中，一直都在伺机侵入我们的心灵，因此，预防抑郁症要从平时做起。下面我们来说说预防抑郁症要遵守的9条原则。

1. 工作上量力而为，不要勉强自己超负荷运作

有的人认真严谨，工作勤恳踏实，于是"能者多劳"，他们总会承担过多的任务。当然，也不是说能够完成超量的工作是坏事，但是一定要有一个限度，不能无休止地承担接踵而来的工作，否则疲劳度也会"爆表"。如果在限度之内，这倒也可以作为一种良性的刺激，会让人感受到工作的意义及实现自我价值。然而一旦工作量超过了个人可以承受的限度，就会过早地透支精力而导致身心疲

并且不可避免地给家人或同事增加了麻烦。因此，一定要保证拥有完全属于你自己的时间，让自己有足够的空间去休息和放松。这其实并不仅仅是为你自己着想，也是为你身边的人着想。

7. 自己照顾好自己的健康

人作为一种群居生物，在日常生活中总会互相支持。但是在健康这方面，不论是亲人还是朋友，都不可能代替你来照顾你的健康。因为只有你自己最清楚自己的身心状况，也只有你自己才能够更好地管理你的日常生活，倾听你的身心发出的极为细微的反馈。不要期望将健康全部交托给别人哪怕是医生来管理，你需要对自己的健康全权负责。

8. 总得有点属于自己的兴趣爱好

在工作之外，闲暇时间一定要有属于自己的兴趣爱好。不管是众人同乐还是自得其乐，只要是对健康有益的爱好就可以。如果没有真正的爱好，那就先试着去培养一些爱好吧。如果你已经有了固定的爱好，那么也不妨培养一下其他爱好，不同爱好有着不同的吸引力。

9. 千万不能依赖酒精和药物

有很多人借酒消愁，虽然酒精确实能够在一定程度上消除压力

（有的药物也有这样的作用），但是类似于酒精这样会让人产生依赖性的东西，我们不要对它抱有期待，毕竟酒醒之后你依然要面对痛苦。我们不如去寻找其他解决办法，不能认为"不喝酒不吃药就解决不了问题"。转换一下思维，或许你会豁然开朗。当然，假如自己确定无法很好地处理情绪问题，那么请不要犹豫，一定要立刻去请求心理医生的帮助。

第四章

患有抑郁症的人不要自暴自弃

　　有人说"抑郁就像一条黑狗，会一直跟随你，咬住你不放"，这非常形象地描述了抑郁者如影随形的痛苦。如果已经身陷抑郁之中，你是否有勇气摆脱它？抑或是觉得在这个泥潭里越挣扎反而会陷得越深，最终放弃努力呢？其实在面对抑郁的时候，最可怕的事情莫过于自暴自弃。在任何时候抑郁症患者都不能放弃自救，同时要及时去医院用药治疗，并辅以心理治疗。

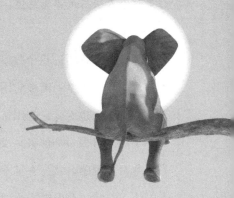

正视抑郁症，不错失良机

电影《守望者》里讲述了一个荒诞的故事：有个人对医生说自己每天都很抑郁，觉得活得疲惫不堪，而生活又如此残酷，自己只能孤零零地面对这个充满威胁的世界。医生听后不以为意地说道："这里有个很简单的药方，今天晚上最伟大的小丑帕格里亚齐将会在剧场演出，建议你去看看，相信他的演出会让你的心情好转。"但是这个人听后失声痛哭说："可是医生，我就是帕格里亚齐。"

相信很多人听完这个故事都会感慨万分。其实抑郁症离我们并不遥远，每个人都可能被它困扰，甚至连帕格里亚齐这样给世人带来欢乐的小丑也深受它的困扰。但与此同时，因为人们对抑郁症的认识不足，有很多抑郁者并没有得到有效的帮助。再者，很多抑郁者对此有着羞耻感，认为它见不得人；或者认为这是懦弱的人才会得上的病，对此怀有抵触的心理并采取回避的态度；或者认为自己咬咬牙坚持过去就会好转。总而言之，他们都不愿正视抑郁的现实，这也导致了很多时候他们错失了治疗抑郁症的良机。

想要正视抑郁症，我们就需要理清一些误区。

误区一：抑郁的人是自己想不开

很多人都觉得抑郁的人比较矫情，属于当事人没事瞎想结果想不开找来的病。他们认为抑郁者自己想开了自然就好了，不用接受任何治疗。

实际上抑郁的起因并不这么简单，它是生理、心理、社会等多种因素长期合力的结果，因为不是单纯只有心理因素，所以仅仅让患者自己想开了是不够的。

误区二：抑郁的人多半意志不坚定

很多人认为抑郁是人情感脆弱、缺乏意志力的表现。

实际上，抑郁的发展是分阶段的：最开始只是一种情绪，但如果不加以有效调节，就会日益加重，最后发展为抑郁症。随着程度日益加重，抑郁者的大脑中会发生生物化学改变。此时虽然当事人心里尚如明镜，但是已经身不由己，意志力很难起到作用了。

误区三：开朗乐观的人不会抑郁

很多人一想到抑郁，脑海里就会浮现出一张愁眉不展、郁郁寡欢的脸，习惯性地认为开朗的人与抑郁无缘。

实际上，抑郁与一个人的性格并没有必然的联系。有这样一部分抑郁者，他们平时在人前笑意盈盈，一副乐天派的样子。但是这种笑的背后隐藏着内心真实的苦涩或伤痛。他们的笑，是为了工作、礼仪等原因而表现出来的，这种抑郁又叫作"微笑抑郁症"。

误区四：服用抗抑郁药会上瘾并损害大脑

有些人拒绝用药物来治疗抑郁症，认为这些药物类似于兴奋剂，服用后会上瘾，会降低智力、伤害大脑。

其实抗抑郁药与兴奋剂没有关系，也并没有依赖性，很难上瘾。相反，倒是有一些抗抑郁药起效后带来的不适会让人有停药的冲动。而且现在已经研发出了许多新型抗抑郁药，它们很安全，副作用也很小，甚至也适用于老年和青少年群体。

了解了上述误区之后，我们会意识到，对于抑郁症其实没有必要讳疾忌医，而且得了抑郁症并不是一件羞于启齿的事情。其责任大部分并不在于我们自身，而是许多因素综合作用的结果。因此，我们不妨正视抑郁症，认识到它的产生很自然，并且抓住治疗的最佳时机，以免拖延时日反而加重病情。

纠正扭曲的认知

人在感受到压力的时候，头脑中往往会自动跳出许多扭曲的想法，歪曲对事物原本正确的认知，如"反正我说了也不能改变什么""就算做了也没用"等。如果能够纠正这些扭曲的认知，那么我们的心情也会得以放松，有利于抑郁症情况的改善。

抑郁者会产生的扭曲认知，一般来说有以下10种。

1. 非黑即白

在感受到的痛苦程度增加时，人会失去心理上的空间，持有一种过度执着的想法，倾向于用一种黑白分明的极端标准来评价自己，而无法接受事物之间还有灰色地带的存在。比如一位企业家会因为失去了一笔重要订单而对自己说："我现在全完了。"

这种认知扭曲背后是完美主义在作祟，它使你拒绝任何的不完美和错误，因为它们会让你觉得自己毫无价值。实际上，生活中非此即彼的情况很少，没有绝对的好与坏。因此，这种绝对化的认知是与现实不符的，无论你做什么，都无法达到自己绝对化的期望。

纠正方法：你可以用自问自答的方式，比如"这个世界真的有完美的事物吗？""世上的事物真的都能分出黑白吗？"等。你可以找一个安静的地方，通过独自口述或笔述来完成这个过程。此外，也可以告诉自己，虽然现实距离自己期望的目标尚远，但是正在脚踏实地地一步步接近，只要一件一件完成该做的事，完成度就会稳步提升。

2. 以偏概全

当人的心情处于强烈的痛苦和黑暗中时，一次失败的经历就会让他感到前途一片黑暗，于是，会认为"我做什么都不顺""我这一生注定要倒霉"等。比如一个内向的年轻男孩约一个女孩一起吃饭，但是这个女孩因为已有其他安排就婉言拒绝了。这个男孩就会想：我再也不约人了，我这辈子注定孤独，没有人会喜欢我。这就是典型的以偏概全。

纠正方法：其实，你总结一下就会发现，相同的随机事件在你的人生中只会出现几次，这些不过是小概率事件，大可不必为此而一叶障目。

3. 心理过滤

人在抑郁时，就会自动给自己戴上一副有色眼镜，在它的过滤下，一切都会变得消极。就像你从任何事件、情境中任意截取一段消极的细节，然后仔细进行思考，结果就会发现整个环境给你的感受也是消极的。比如一位抑郁的大学生因为听到有人取笑她的好友而愤怒地想：人就是这么冷漠无情！但是她忽略了之前很少有人对她冷漠无情。

纠正方法：要有意识地避免只有消极意识进入你内心的情况，因为在这种过滤状态下，你会很自然地得出结论，认为一切事情都是消极的。不妨试试在看到消极一面的时候，也看看积极的一面，这样看的世界会变得立体而多元。

4. 贬损积极

认知扭曲与传说中古代炼金术士"点石成金"的能力相反，它是"点金成石"，不但忽略积极体验，还会迅速将积极体验转化为消极体验。这是认知扭曲中最具破坏性的一种形式。比如有人夸赞或恭维你的时候，你会想：不过是逢场作戏罢了。这无异于给自己泼了一盆冷水。

纠正方法：不管他人对你的赞美是假意还是真心，重要的是将它们视为对自己的一种鼓励。让自己变得更好总没问题吧？他人有何种目的，未必就真正影响了我们的发展和完善，重要的是要善于从中汲取力量。

5. 结论跳跃

虽然周围的事实并不支持这种消极结论，但是思维会因为你的武断而跳跃到这上面来。比较有代表性的就是"读心术"和"先知错误"。

关于"读心术"，举个简单的例子：

你和一位熟悉的朋友擦肩而过，他没有和你打招呼，于是你就开始想：一定是我做了什么不好的事情让他讨厌我了。从此你再也没有理这位朋友，但是后来才知道那天他是真的没有注意到你。这就是不调查事情的真相，只凭别人的反应得出结论的后果。

"先知错误"则是：总预言有一些不好的事情要发生，尽管这并不是真的。就像有一位抑郁者对人讲："我预感到我的抑郁症将会一直持续下去。"于是，他有了放弃治疗的想法，但是之后的治疗其实很成功。

纠正方法：对于一件事情不要轻易地下结论，试着去进行深入的了解，也许事情并没有你想的那么糟糕，而只是一场误会。

6. 夸大与缩小

或者是不合理地夸大事情，或者是不合理地缩小事情，都是认知扭曲。前者是夸大自己的错误："太可怕了，我犯了一个错误，这下流言蜚语要满天飞了。"后者则是对待自己的优点不屑一顾："我根本就没有他们说的那么好，我在这件事上起到的作用是微不足道的。"

纠正方法：正视自己，取得成功时，为自己高兴，并且从中总结经验，增强自信，告诉自己下一步能够做得更好；出现问题时，可以吸取教训，告诉自己下一次要避开这些错误，吃一堑，长一智。当然，这种反思最好能够在自己心情愉悦的时候进行。

7. 情绪化推理

将自己的情绪当作事实的依据，比如：我感觉自己一无是处，那就一无是处。当这种扭曲的情绪被误认为是事实的时候，你的判断就会出现错误。

这种认知扭曲还会导致做事拖延，比如当天没有整理房间，你会告诉自己："一想到乱糟糟的屋子，我就烦得要命，看来我是很难将屋子整理得井井有条了。"然后过了很久，你把屋子收拾得很干净、整洁，这说明这件事并不难，只不过你之前用自己的感觉欺骗了自己。

纠正方法：当消极的情绪扰乱你的认知的时候，不妨告诉自己："这只是我的心情不好，试着去做，事情也许并没有那么难。"然后在完成事情的过程中，用每一个细小环节的成就来给自己增加信心，不知不觉中，你会发现，这件事情居然已经大功告成了。

8."应该"叙述

这是一种对事物过于强烈的坚持。比如人们对于某个目标或某种理想过于坚持，于是在理想和现实出现冲突的时候，就会想：我的人生应该那样才对，我不该在这些事情上浪费时间等。这种高标准的理想会束缚他们，使得他们钻入牛角尖里出不来。

纠正方法：明白"喜欢"与"合适"是两码事。试着问问自己：如果达到了自己理想中的目标，是否真的会感到幸福、快乐？虽然事情并未如愿以偿，但是是否有其他方法可以让自己实现价值和感到幸福？倘若因为追逐理想而痛苦不堪，可以停下来问问自己：这件事是否超出了自己的能力范围？

9. 乱贴标签

有些人喜欢贴标签，而且是用不准确的或情绪化的词语来贴标签。比如自己下棋输了可能会说"我生来就是个失败者"，对待发怒的秘书，称之为"一个不合作的人"等。这实际上是将一个人的错误直接概括为这个人的整体形象，进而导致对己或对人时常产生敌意。

这种贴标签也意味着给人本身塑造出一个消极的形象，而实际上人所做的任何事情都不能与人自身完全等同。任何一个人的生命都在不断地变动，而不是一成不变的。

纠正方法：面对不如意的事情时，用"发生了一件……的事"，而避免用"某人是一个……的人"这样的句式，以客观的描述代替情绪化的概括，从而避免对自己或对他人进行人身攻击。

10. 罪责归己

很多时候，即使没有任何依据，你也会觉得自己应该为某件消极的事情负责，而实际上你并没有责任。比如，一位咨询师可能因为自己的来访者没有达到预期的治疗效果而产生负罪感："她没能得到帮助是我的错，因为这是我的责任。我是一个不称职的咨询师。"

罪责归己会使你觉得整个世界的重量都压在你的肩膀上，但在日常的工作中，别人的所作所为最终还是由他们自己来承担后果，而不是你的责任。

纠正方法：发生这种情况的时候，你可以试着问自己："一件事情的失败只是一个人的责任吗？""我有失误，但是不是还有其他因素导致了失败呢？"

建立积极的核心信念

究竟什么是核心信念呢？可以将它解释为我们在早期生活经历的影响下形成的价值观、世界观等，它会使人们认为事情应该是什么样子，并指导和推动人们的生活。大多数人都会拥有积极的核心信念，但抑郁的人会有消极的核心信念。比如一个人可能认为"我自己是毫无价值的"，那么他在生活中会更多地注意此类相关的信息，倾向于做出消极的解释。

因此，如果希望走出抑郁，那么就要努力打破自己消极的核心信念，建立起积极的核心信念。如此，才能像哈利一样，获得那道强大无比的"守护神咒"，让抑郁纷纷溃败。

核心信念的形成始于婴儿期，而且常常是代代传递的，因此，核心信念的建立是不容忽视的，一旦建立往往会在之后漫长的岁月里爆发出惊人的力量。

如果一个人时常被人批评做得不好或者愚蠢无用，那么与之相关联的情感一般就会是消极的，进而就会建立起消极的核心信念。如果时常有人不断重复那些话，消极的核心信念就会被进一步强化，并且很难将其从头脑中驱逐出去。此时我们就需要努力驱逐头脑中的消极核心信念，并在此基础上重建积极的核心信念。具体应该怎么做呢？

1. 检验头脑中消极的核心信念

即使童年的积极经历很少，也不意味着消极的核心信念要永远在我们头脑中扎根，相反，我们可以逐渐改变它。检验核心信念的正确性是一个好方法，因为我们需要质疑那些有害的信念。比如，你认为自己是个无用之人，那就需要先问问自己为什么会产生这种想法，有哪些证据可以给以支撑，它的源头在什么地方等。很多时候，这些信念其实是出自别人之口，而说话人则未必有准确的判断能力。我们还可以将自己平时生活中所做的事罗列出来，这样足以证明自己并非一无是处。

2. 试着将消极的核心信念向积极的核心信念转化

虽然消极的核心信念很顽固，但是如果你愿意为此付出时间并且有改变的勇气与决心的话，就可以促成它向积极的核心信念转化，让自己成为一个乐观主义者。比如我们在小时候可能在父母发生争吵的时候会想"快点躲起来"，但是长大之后这种核心信念就应该被丢弃，我们要做的是由"躲起来"的消极逃避转化为"留下来将事情讲清楚"的积极面对与沟通解决。

3. 通过"咒语"为自己建立积极的核心信念

　　既然有些消极的核心信念并非建立在事实依据的基础之上，那么积极的核心信念同样也是如此。为了摆脱消极的核心信念，我们有时需要逆流而上。比如用"我一定可以"这样的"咒语"，可以反驳自己消极的核心信念，唤起大脑的共鸣。每当面对困难情境的时候，都可以使用类似的"咒语"，告诉自己事情并没有想象的那么糟糕，这样会帮助你积极地进行自我思考。

听听心理专家的忠告

如果你发现自己或者身边的亲友有抑郁的倾向，大可不必过于惊慌。不妨首先从认知与心理上进行调整，然后积极配合医生治疗，这方面我们可以来听听心理专家给出的一些忠告。

1. 不要总归咎于自己

在抑郁时，人会有疏离感和沮丧感，这个时候，不要将原因归咎于自己。因为很多事情并不在你的意愿掌控之中，所以建议你为自己建立一个能够得到援助的人际关系网络。

2. 别害怕向人倾诉真实感受

抑郁只是一种疾患，而不是一种耻辱。对亲朋好友或者是心理专家说出你内心真实的感受，他们会理解你的痛苦，这样你也可以避免遭受无价值感的折磨。

3. 向医护人员表明态度

你需要对医护人员说出你的想法，表明自己的态度，让他们告知关于用药等各方面的治疗信息，这样便于你积极参与其中并进行配合。

4. 采取积极的行动

如果你发现自己或者亲友的病情在恶化，或者没有坚持治疗，停药过早，那么你要采取积极的行动并且表明你的看法。

5. 必要的情况下寻求医院帮助

比如有些女性在产后患上了抑郁症而且比较严重，出现这样的情况建议住院治疗。这并不意味着个人努力的失败，而是为了保护产妇和婴儿的安全。

6. 具体的小事其实很有价值

不要小看做家务、购物等日常琐碎的小事，它们虽然细小，但是具体而实际，帮助抑郁者处理这些事情其实很重要，如果可能的话，也可以让抑郁者参与进来，这样他们也会有成就感。

7. 公开情况，便于获得理解和支持

自己或亲友出现抑郁的话，可以将情况告知周围的人，比如同事，这样能够获得他们的理解和支持，方便为进行治疗或者护理争取时间。

8. 尽可能地保护抑郁者

假如身边有人陷入抑郁，那么需要你尽可能地保护他们。因为其他人如果不了解情况，就会对抑郁者持批评的态度，这对他们来说无疑又增加了一种伤害。

9. 避免让抑郁者置身于人多的场合

尽量不要让抑郁者置身于人多喧哗的社交场合，也不要频繁邀请朋友或亲戚来家里做客。建议给抑郁者一个清静的环境进行休养，陪伴他们散步、野餐等。

10. 保证抑郁者的睡眠

鉴于抑郁者常有睡眠障碍，所以在夜间尽量不要吵醒他们，这样可以保证他们的睡眠质量，以免使得他们因缺乏休息而加深抑郁。

11. 别吝啬一句"我爱你"

虽然抑郁者的情感通道是"堵塞"的，但是我们仍然不要吝啬爱的表达。哪怕是一句平常的"我爱你"，至少会让他们知道自己不是在孤军奋战。

第五章

日常心理调理法一：用行为训练扭转抑郁

　　走出抑郁仅仅靠心理咨询显然是不够的，因为我们某些错误的行为模式反过来又会强化错误的思维模式，所以从行为训练入手对扭转抑郁是有帮助的。重要的是通过行为渐渐形成正面的强化，在积极的行为模式中反省并且习得正确的思维模式。即仅仅靠想是不够的，扭转抑郁还需要我们在日常生活中行动起来。

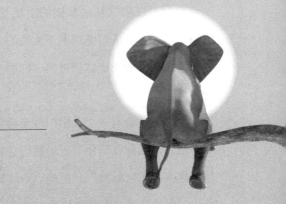

将目标化整为零

抑郁很多时候会剥夺人自主做事的能力，严重时甚至会达到需要卧床休息的程度。在逐渐摆脱抑郁的过程中，想要迅速地达到完全恢复的目标显然是不现实的，因为过于急切很容易再次陷入困境。此时，聪明的做法显然是化整为零，即将大目标分解成一个个小目标。

我们可以尝试从最基础的事情开始做。比如在抑郁极为严重的情况下，有的人可能只剩下洗脸的力气，那就不妨从洗脸开始做起，渐渐可以洗澡、打扫房间、晾晒衣服等，并且逐步提升自己做的事情的难度。

也许你还会对一个人出门散步感到恐慌，这时可以找一个人陪着你出去。当你在陪伴下走出家门之后，会发现"原来事情如此简单，其实我可以做到"。这些点点滴滴的成功，会给你增加恢复的信心。但是这是一个循序渐进的过程。

有的人在抑郁之后闭门不出，康复后要重返社会，很难一下就进入职场。因为他一旦在工作中遇到人际关系方面的问题，便很容易对自己产生怀疑："我还是不行"，从而失去自信，而身边的人也会对他失去信心，最终导致重回抑郁状态。

像这种情况，可以先找一些社会服务性的工作作为过渡，这样既可以参加工作，获得一点报酬，又能获得与人沟通交流的机会和经验，慢慢帮助抑郁者提高社会适应能力。在积累了一定的经验之后，就可以真正进入职场，因为此时即便遭遇失败，也会有之前成功的经验提醒自己，使自己不致丧失自信，尽快从失败中站起来，重整旗鼓。

综上所述，将目标化整为零，分解为一个个小目标来完成，这对于抑郁者来说，是一个循序渐进的过程。虽然放弃自己远大的目标和理想会让人很难接受，但是必须将长远目标和短期目标分开，这样才能避免压力不断积累时自己濒于崩溃。毕竟，再远的路也是一步一个脚印走出来的。

榜样会给你坚持的力量

走出抑郁的另一种方法，就是看看和自己有着同样艰难处境的人是如何克服的，他们会给你树立良好的榜样，帮你找到坚持下去的力量。

这在心理学上是有依据的。美国行为心理学家华生做过这样一个实验：一个不喜欢甚至害怕狗的小孩子，如果看到同龄的伙伴和狗亲近并且玩得很开心，那么他也会慢慢地靠近并尝试触摸狗，渐渐地走出对狗的恐惧，与狗成为好朋友。也就是说，积极的情绪是可以"传染"的，也可以将其作为战胜负面情绪的一种思路。这就是我们所说的榜样的力量。

比如，一个因为抑郁而闭门不出的年轻人，与和他有相似经历而且已经成功走出抑郁的人接触交流，这些人的成功经验会赋予他们信心，进而战胜抑郁的乐观也会感染这个年轻人，这在某种程度上也是一种辅助。总之，和与自己有同样遭遇并已经走出困境的人相处，是非常有利于走出抑郁的。

故而，对于抑郁者来说，找到同病相怜的人很重要。在国外有一种组织叫作"病友会"，这是一种互助性质的团体，由患有相同病症的人组成，大家在其中共同努力克服疾病所带来的困扰。由抑郁者组成的这种团体同样也不在少数。

进入这种团体的抑郁者，当听到同伴说"之前我以为自己走不出来了，但现在真的感觉好多了"这类话的时候，他们会感觉在漆黑的心底照进一线光芒，从而信心倍增。

此外，在国外的职场中，很多企业也建立了被称为"顾问"的咨询制度。在职场中总有遇到挫败的人或者难以平衡事业与家庭的人，他们都可以从经验丰富的前辈那里得到建议和指导。此时，这些前辈本身也会起到榜样的作用。

而跳出我们周围生活的圈子，还有很多社会知名人士也可以作为走出抑郁的榜样。

有一位知名主持人因为节目的收视率下降而抑郁，不得不辞职治疗，在亲人的陪伴下终于走出了抑郁的阴霾。他说自己心情烦躁的时候会在家看老电影，然后心情就会变得很平静。

一位身受抑郁和癌症双重折磨的女作家，也深感抑郁比癌症更为可怕。她用文字记录了自己在抑郁时所受的痛苦，并鼓励人们多换位思考，不要去纠结自己心中的怨恨。

其实抑郁的本质无非就是自己内心的一场斗争，而在这场斗争中，有许多人无疑给我们树立了一个个良好的典范。看到他们曾经为抑郁所困扰并成功走出来，我们也没有必要在抑郁面前气馁了。

艰难的时候别放弃意志

抑郁确实会让人的意志力变得薄弱，然而就在如漫漫长夜般的困境里，我们是否可以完全放弃意志上的坚持呢？显然不是的。

抑郁者可能经常会听到这样的话："你总是这样逃避下去并不是办法，无论怎样痛苦都得面对现实。"

的确，当我们在遇到麻烦的时候，痛苦和不安对身心的折磨确实是不断增加的。但是随着它渐渐到达巅峰期，这种痛苦感也会慢慢开始走下坡路。

就像一个人在痛苦中登顶之后，他会发现"原来最难也不过如此"，此后会慢慢接受并习惯这种感觉，并且不会在它面前落败了。而如果在还没达到峰顶时就开始退缩，那么在心里只会留下一个"果然很可怕"的印象，这种经验会长久地留在我们的内心，并且难以消散。

在这个过程中，保留自己残存的一点意志力还是很有必要的。当你经受过之前认为自己无法承受的痛苦之后，再度回头来看，其实都不过是一抹烟云。如果觉得自己很难坚持下去，不妨在心里暗示自己"这种状态只要过了巅峰期就不成问题了"。

而研究同样也证明，这个方法对于一些难以治愈的战争后心理创伤有着更为显著的效果。大致操作过程是这样的：让受到伤害的人回到当时事发的地点接受治疗，并且回忆当时的场景。虽然当事人确实会感到极大的痛苦，但是如果坚持住，就会发现自己渐渐可以承受了，情绪也会渐渐变得稳定下来。但是这种方法必须有专业人员的协助指导，而且不适合在受伤害者事发不久时进行，否则很容易导致病情的恶化。

我们在日常生活中不妨使用它来消除内心的恐慌。比如有些人害怕喧嚣拥挤的场合，在其中会感到恐惧和不安，甚至会感到呼吸困难、心悸等，如果这时因为不适便匆匆退出，那么这种症状显然难以改善；假如凭借最后的一点意志力忍耐一个小时，等到恐惧的巅峰过去之后，就会发现自己反而能比较平静地待在这样的场合了。

因此，在尤为艰难的时候，我们不要放弃意志的最后一点力量。抑郁可能会让你觉得与人交际变得困难，但是假如你能试图忍耐并多加练习，那么慢慢就会习惯这种状况，抑郁程度也会得到减轻。

使用这种方法的同时，还必须注意的一点就是要循序渐进，避免突然达到忍耐上限而让自己急速退步，产生"再也不要尝试"的想法，那样就适得其反了。同时，要相信这种忍耐是有意义的，能够帮助自己改善现状，而不只是被动、机械地去承受。

写日记帮你审视自己的行为

当然，我们也需要时常对自己的行为进行评价。但是无论是谁，都无法保证自己对每一件事的评价都能恰如其分，难免有时过高有时过低。对于目前取得的成功觉得不满足，勉励自己仍然要继续努力，这当然是没有问题的，因为它可以使人保持谦虚，戒骄戒躁。

然而，在我们未处于抑郁状态时，对自己评价偏低不会带来问题；而在陷入抑郁状态的时候，我们会发现自己已经无力掌控局面，这样的想法会让问题更严重，给自己徒增痛苦。

为了能够让自己客观地面对困境，我们不妨用写日记的方式把发生的一切事情都记录下来，这样有利于我们对自己的行为进行审视。

如果你长期保持着写日记的习惯，可能会发现自己很多时候在遭遇同样的困境。而不做任何记录的话，就容易使自己重蹈覆辙，而自己还全然意识不到。因此，写日记可以避免我们重复做出令自己痛苦的行为。

在感到痛苦的时候，内心的想法往往会偏向于"应该是这样"的极端结论。但是，如果用自问自答的方式在日记中进行检讨，你会发现自己的想法是扭曲的，进而会改变自己的思维方式，减少内心的痛苦。

以写日记来消除抑郁，是艾伦·贝克博士在20世纪70年代发明的一种方法，而且已经有数千名患者从中受益。其方法就是将每天的日常活动记录下来，可以分为4个步骤。

1. 通过写日记来了解自己每天的时间都花在什么地方

你可以将日记按小时分栏，记录自己醒来之后做的事情，记得将自己做的每件事都写进去。你在抑郁的时候，回顾每天自己写的日记，会发现自己其实是在虚度光阴。通过这种方法，可以避免抑郁使自己变得懒散。

2. 对自己的活动进行评价

给自己的日常活动进行打分：可以分为"成功"和"快乐"两个方面来评价。首先你可以将自己感到极为困难的事情挑出来，比如早晨按时起床准备上班。可能这件事对你来讲很困难，但是你这次做到了，那么即使是比平时晚了一点，你也应该给自己一个表扬，打上"成功"的标记。你可以用0~10来代表克服困难的程度，但是注意是在抑郁的状态下，比如特别困难的事可以打8~10

分。从这个方面评价完之后，你再将自己觉得快乐的事情挑出来，打上"快乐"的标记。比如看了一个很有趣的电视节目或者通过泡澡放松，你可以给这项活动打4～6分。要注意一点：哪怕是一点特别微小的快乐，都要给予评分。

3. 解决从日记中发现的问题

减少使自己痛苦的行为，并且设法增加能使自己感到"成功"和"快乐"的事情的数量。当然，这里所说的痛苦和快乐的事，都是就你个人感受而言。

4. 制订今后的行动计划

在回顾了自己的日常活动日记后，你可以做一个今后的行动计划。因为此时你比较清楚自己的实际情况，抑郁的想法不容易再迷惑你，所以你可以根据这些实际情况来做规划，知道自己日后的行动。

在具体的行动计划方面，你可以参照下面的5条建议。

（1）多安排一些愉快的活动。

比如和亲朋好友一起去郊游，或者是泡个澡放松一下。因为抑郁的人多半会觉得自己没有享受快乐的权利，甚至视享乐为一种罪过，而自己未能很好地完成工作的时候，这种念头会更强烈。多看看你的日记，会发现自己其实没有必要如此内疚。

（2）安排一些可以恢复精神的活动。

比如修剪花草、遛狗、散步等。抑郁很多时候会让你感到疲惫不堪而不想活动，此时给自己安排一点日常的小节目，能帮助你恢复精力。当然，如果是体育运动就更有效果了。

（3）寻找能够吸引你的活动。

寻找一些比较吸引你，能让你专注地投身其中的活动，这样会帮你摆脱沮丧的心情。虽然可能只是暂时有效，但是也不妨一试。比如你觉得自己难以集中精神去读书，可以转为浏览杂志、观看画展或者看一部电影。

（4）为自己制订一个日常时间表。

抑郁的人往往处于迷茫状态，生活缺少计划。你可以为自己制订一个日常时间表，让自己每天都有事可做。有些人的生活日程过于死板，每天重复着同样的事情，那么可以考虑稍稍调整一下日程，让生活变得更丰富多彩一点。

（5）平衡生活中的责任与快乐。

如果你的生活中充斥着责任却缺少快乐，那么很难想象你会有愉快的心情，接下来也很难更好地承担你的责任。因为抑郁会让你无力履行自己的职责，而愉快的心情能够使你做事更加顺利。

释放压力的小妙招

在现代快节奏的生活里，压力有时会让人精疲力竭、不得喘息。为了不让身心俱疲将我们拖进抑郁的深渊，我们就要学会合理地释放压力，让自己接下来可以轻装上阵。

下面我们一起来看几个小妙招吧！

1. 放飞你的"压力气球"

这是一个能够帮助你释放压力的小练习，使你在易于感受到压力的环境下建立起自己新的反应机制。这个练习只需要2只气球和1支笔，假如你身边没有这些工具，也可以在想象中进行。

（1）先问自己几个问题：是什么原因给你带来了压力？是工作、家庭、人际关系、害怕衰老，还是其他问题？然后进行排序。

（2）现在找出影响自己最严重的那个压力因素，想一想自己通常会做出什么样的反应，想象着你把这些反应吹进第一只气球里。

（3）用笔扎破这只气球，听着它的爆裂声，你心中那种惯常的压力也会随之而去。

（4）现在吹起第二只气球，想象这只气球里装满了你的正能量，并且把你对待压力的新反应也写在气球上。

（5）将气球放飞到空中，让它自己漂浮一会儿。此时，让自己注视它并充分接收它的信息。

（6）等到下次再出现类似情况的时候，你可以想想这只气球和它上面的信息，就不会茫然无措了。

2. 向绿色寻求安慰

许多花草树木有令人精神放松的功能，这和绿色给人带来的心理安慰密不可分。当你觉得压力大时，可以盯着一棵树，在心里想象：这棵树的根系在大地深处不断蔓延，树枝上栖息着一只可爱的小鸟。

你可以先熟悉一下当地都有哪些树木，仔细研究一下它们的树叶的独特之处。具体的操作步骤如下：

（1）从家附近的公园、花园或者路边灌木丛里采集一些不同种类的树叶。

（2）仔细地观察每种树叶的形状、颜色与结构。可以将它们捧在手心，感受叶子本身的凉意及脉络，接下来以树叶为主题开始冥想。

（3）闭上眼睛，让树叶的气息沁入你的身心。通过触觉与嗅觉来分辨树叶的区别。

（4）把自己的注意力全部集中在树叶上，此时焦虑、抑郁等情绪会慢慢从心里淡化。

（5）你还可以找来一本介绍植物的书，了解不同形状的树叶如何命名，在鉴别树叶的过程中做进一步的练习。

以树叶作为开始，后续你还可以用花卉、贝壳、石头等进行类似的研究和训练。

3. 学习善良的艺术

善良所涵盖的范围很广，包括了爱、同情、理解、无私等，但前提是出于本心。善良正是我们幸福感的源头，而善良的艺术需要我们用一生的时间去学习。在日常生活中，你可以试着做以下练习。

（1）每周进行一次冥想，冥想的内容是你认识的人身上的优点。你可以先从喜欢的人开始，然后再延伸到不喜欢的人。等下次遇到他们的时候，努力在脑海中回忆他们的这些优点。

（2）在路上和别人不期而遇的时候，要努力做出一些善意的举动，比如帮对方提一下手中的重物，请对方喝杯咖啡，友好地闲聊一会儿。不要用没有时间作为自己不去做这些事情的理由。

（3）送别人一些小礼物。度假或者出去旅游的时候，不妨多买一些小礼物，但不必特意为谁而买。可以随身携带，遇到合适的人的时候送给对方聊表心意。

（4）也许你会需要出去开会，会遇到素不相识的人，那么要记得准备一些表示友好的话语，记得为他们给你留出时间等而表示感谢。带些饮料去开会也是不错的选择。

第六章

日常心理调理法二：调整好
人际关系

在与抑郁僵持的过程中，良好的人际关系是对我们的一个强有力的支持。因为周围人的理解与支持会令我们平添走出抑郁的勇气，让我们意识到自己并非孤军奋战。健康平衡的人际关系，也有利于我们合理地表达而不是压抑自己，不在某些关系中完全迷失自己而成为别人强加意志的对象，这样也会给自己减少很多压力。

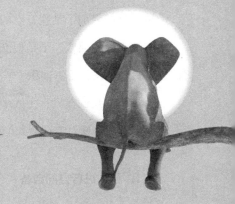

表达充分了，别人才会懂

抑郁往往来自于内心不断积聚的压力，而压力的来源之一就是我们过于在意对方的感受，却无法说出自己内心真实的想法，或者即便说了，对方却无法理解我们的用意。

比如，在日常生活中，父母不了解孩子的真实想法，于是总是会重复一些孩子不想听的话。孩子则觉得自己的想法不受尊重，有一种被父母强加了某些意愿的反感心理。而究其原因，也有意愿表达不够充分的因素，于是便产生沟通障碍，甚至引发许多误会和矛盾。日久天长，不满郁积于心，就很容易导致孩子变得抑郁。

那么，我们在日常生活中，应该注意哪些事项，才能充分表达自己的想法，使对方理解我们的心思呢？

1. 预先进行自问自答

当你准备在别人面前发表自己的见解时，不妨先给自己设定几个问题，然后自己给出答案，一旦对方真的这样问，你就这样回答。这样你就可以避免因为毫无准备而产生慌乱，或者避免对方反应过分强烈使你措手不及而使心情落入低谷。

2. 不要过度解读对方的言行

不要总是在心里做"他为什么会这样"之类的揣测，试图寻找对方所有言行的理由是一件只会徒增烦恼而且没有必要的事情，毕竟很多时候对方的一些表现根本就是没有任何原因的。一个人如果缺乏自信，就会过分注意他人的言谈举止。但是这种注意如果只是为了消除自己内心的不安，就会将相互的沟通变成一种单向的表达。

3. 不要期望对方成为你肚子里的蛔虫

这种情况多见于女性，总是抱着"即使我没说，你也应该知道"的想法，但是毕竟对方不是你肚子里的蛔虫，这样的期望显然有些强人所难。这样会导致你无法把自己的想法顺利表达给对方，进而在自己内心积聚形成巨大的压力。

4. 表达具体的同时要简洁

也许很多时候你觉得你表述的内容很重要，但是可能表述过于冗繁，反而条理不清，令人无法抓住你想表达的主要思想，甚至招来对方的责难。再比如表意模棱两可、含糊不清，对方会认为你不可信赖。当对方要求你"说得更清楚一点"的时候，你就要思考自己是不是出现了这些问题。

5. 表达时的态度要平和，不要过于激烈

有些人在公众场合讲话的时候往往会面红耳赤，甚至双手颤抖，这时候可以做一下深呼吸，让自己平静下来，在说话的时候尽量保持平稳的语速，这样有助于让自己放松。在谈话的内容和态度上，尽量保持平和中庸，避免带有攻击性，否则，谈话双方都会感到不适。当然，如果只是一味地做听众，同样也会让双方都觉得不自在。

保持重要人际关系的平衡

改善自己的人际关系，无疑是走出抑郁过程中的重要一环。而在这其中，我们又需要将人际关系进行分类，大致可以分为以下三种类型。

第一类：配偶、异性朋友、父母和内心格外看重的亲朋好友。

第二类：普通的亲戚朋友。

第三类：职场中的领导、同事、下属等。

这里第二类和第三类哪一类优先，答案因人而异。但是第一类人际关系的重要性，则是无可置疑的。而我们在日常生活中的压力与痛苦，很多正是源于我们的第一类人际关系。故而我们在改善人际关系的时候，首先要把握的就是第一类人际关系，这是核心所在。

但是这并不意味着我们就能因此而忽略另外两类人际关系，而是要努力保持这三类关系的平衡。比如很多女性在结婚生子后，整个生活几乎都围绕着丈夫和子女，日久天长她们就会因此而感到疲惫。再比如有些人因为与恋人分手而感到整个世界都崩塌了，甚至产生了轻生的念头，这都是因为他们的生活中只有第一类人际关系，却忽略了另外两类人际关系。

而有些人则似乎只有第三类人际关系，这类人的生活里多半只有工作，而其余均被忽略。但是一个人过分在意第三类人际关系的话，那么在第一类人际关系中，他们往往就会处于沉默和忍耐的状态，这同样不利于心理健康。也许他们觉得没有什么问题，但是年深月久，蓦然回首的时候，他们会对自己的人生产生疑惑，会问自己"我这一生究竟都做了些什么""忙了一辈子最终却一无所有"……这种巨大的空虚感，终究会让他们失去心理上的平衡，等到有一天无法承受，便会落入抑郁的罗网。

总之，三类人际关系的平衡对人格和身心健康有着重大的影响。当我们不能很好地兼顾这三类关系的时候，就会缺少爱的支持，进而情绪也会走进"死胡同"，此时抑郁就很容易乘虚而入了。

悲伤时需要一个分担者

　　世上最大的悲伤莫过于自己最亲近的人离世。从古至今，生离死别始终是一个沉重的话题，而在亲近的人离开之后，悲伤会令人陷入几近崩溃的状态，随之而来的还有失眠、不思饮食等种种表现，甚至有些人会产生轻生的念头。故而在重要人际关系的处理中，这种人际关系上的突如其来的缺失与空位也会给我们的心理造成巨大的影响。

　　当亲近的人的噩耗传来之时，人们下意识的反应往往是不敢相信，觉得事情不是真的，首先从心理上予以否认。接下来面对残酷的事实之后，就会本能地产生"感觉受不了了""想要离开这个世界"等绝望的想法。这种痛苦虽然深入骨髓，给人以巨大的折磨，却是必须经历的一个悲伤巅峰。倘若我们在这个过程中有了充分的体验，接下来就会自然而然地产生"总停留在这个阶段也不是办法"的想法，进而得以放下悲伤的执着，在人生旅途中重新上路。

因此，人需要有这样一个从悲伤中走出的过程。

但假如人只停留在否认事实的阶段，抑或是假装并不难过，没有经历悲伤的巅峰，就会导致内心的情绪被压抑、堆积，既不能得到宣泄，同时也无法消化。痛苦得不到消解，便会引发抑郁。

这就意味着我们需要找到一种化解悲伤的办法，而找一个分担者，倾诉心底的悲伤，多一个人共同承担，不失为一个好办法。这是因为，如果独自吞咽痛苦，很容易就会胡思乱想，甚至责备自己"悲伤不是件好事""这样下去自己岂不是要崩溃"等，想得越多越不敢悲伤，最后失去了宣泄情绪的能力。

而如果身边有一个人陪伴你、安慰你，对你说"悲伤很正常"，并且耐心倾听你诉说内心的感受，就会有助于你顺利地进行悲伤处理。葬礼仪式的重要性就在这里，因为大家都在一起感受悲伤，你身处其中会感到"我并不是被遗弃的那一个，有这么多人陪着我感受痛苦"，从而感到悲伤是很正常的一件事。

身边有一个分担者，除了可以倾诉悲伤之外，还可以承认自己悲伤以外的感受，比如愤怒、懊悔、焦虑不安等。"为什么就这样扔下我就走了""我应该早点那样做，或许他就不会死""他走了，今后的路我该怎么走"……这些心情不妨找个人说出来，会起到心灵减负的作用。当然，也有人因为自尊心而无法向人倾诉，但是诚实地面对自己是悲伤处理中极为重要的一环。或者你也可以选择寻找一个没有任何关系的人去倾诉，比如心理咨询师。只要能将自己的悲伤等情绪吐露出来，慢慢地，你就会得到治愈。

　　当然，如果你身边有因悲伤而抑郁的人，你可以试着和他们谈论那些悲伤的事，让他们自然地流露内心的情绪。心门一旦打开，他们就会感到如释重负。找一个信赖的人分担悲伤，对于预防因悲伤而抑郁来说是极为重要的。

价值观不同，不必沉默

相信许多人在人际关系中都感受到因为价值观不同而带来的困扰，即便是在重要人际关系中也同样不胜苦恼，不论是夫妻还是亲子之间。这样带来的压力已经无形地侵入家庭之中，家越来越让人怀疑还是不是那个给心灵以栖息地的避风港。而很多人在面临类似问题的时候，也会感到因为自己的想法与对方冲突而倍感压力，这也无形中成为抑郁的源头之一。

这种情况在生活中可谓屡见不鲜，比如丈夫想让妻子做全职太太，但妻子希望到社会上工作；或者是子女做出了恋爱抉择，父母却觉得极为不般配等。围绕这些问题，家庭成员之间往往会矛盾丛生，也许问题还没有解决，抑郁的隐患就已潜伏其间了。

如果价值观不同，我们是否就一定要选择用沉默来避免冲突呢？显然不是，而且沉默有可能会适得其反。

此时双方沟通可以分为三种状态，我们可以根据不同的阶段采取不同的处理方式。

1. 争执的状态

在这个阶段，双方处于彼此责怪，想法亟待扭转的状态。其实有争执恰恰说明对对方抱有期待，如果抓住时机，双方的关系还有望改善。

可能有些人会觉得难以理解，我们举一个例子来说明。假如你与父母之间发生冲突，各执己见，此时你会一口否认对于他们还抱有期待。但是假如你的父母选择放任不管，让你自生自灭的做法，显然你不会感到没有任何烦恼。

如果这种状态已经让人抑郁了，那么我们应该如何扭转这种局面呢？

首先，可以试着问问自己：到底是什么问题使我们争执不休？我们有没有办法把问题表述得更清楚一点？

找到出现问题的地方是解决问题的第一步，但是在这个过程中要避免感情用事，不要让情绪扰乱了你的思考，而要集中注意力解决当下的问题。

然后，再问自己：是否双方都在为解决这个问题而焦虑？这样有助于将长期目标与短期目标分开，长期目标是消除彼此价值观的对立状态，而短期目标则是解决目前面临的这个问题。只要清楚争执的开端是双方价值观不同而引发的，接下来彼此就会心平气和很多。

当然，消除彼此价值观的差异并非易事，但是如果认识到这是一个长期的过程的话，我们就可以不必如此焦躁，而选择平心静气地去沟通就可以了。

比如丈夫不希望妻子出去工作，这很可能是他在传统家庭中成长而形成的价值观。而妻子想要改变他的这种看法，就需要去搜集一些资料，用具有说服力的证据证明自己出去工作是很合理的一件事。虽然这可能会很耗费时间与精力，但是只要坚持不懈，丈夫的想法总有一天会被改变。

当然，在这个过程中，我们要注意，彼此需要采用合理有效的沟通方式。

假如在沟通过程中，一方使用了"笨蛋""蠢货""白痴"之类的词语，另一方就会因为觉得深受伤害而奋起反击，在这样的情况下谈话往往会归于徒劳。正确的做法是，当意识到彼此被情绪冲昏头脑时，要及时地回归正题："我们的情绪好像太激动了，还是回到正题上来吧！"如果能做到这一步，相信接下来的沟通就会顺利很多。

2. 半放弃的状态

在价值观不同的情况下产生的争执，除了彼此争吵不休的状态之外，还有一种状态近似于冷战——半放弃的状态。不论一方说什么，另一方都不想听，对于彼此关系的维系持半放弃态度。比如有些情侣可能刚开始交往时沉浸在甜蜜的爱情中，后来因为各种问题的出现，感情已经淡化，却因为习惯了在一起，害怕分开后的寂寞而一直拖延下去。

其实保持这种不冷不热的关系，后期产生的问题会很严重，一旦因为无法维持而分手，内心就会萌生出一种"这么长时间以来我究竟在做什么"的疑惑，以及随之而来的空虚和懊悔，继而甚至会引发抑郁。

当发现自己处于这种无意义的僵持状态中时，你需要对这段关系重新进行审视。你可以列出彼此的共同点和差异点，比如当初两个人为何在一起，对未来有怎样的期待等，仔细地整理一下内心的想法，并且审视一下双方在沟通的时候是否采用了前面所说的合理有效的沟通方式。这样才可以冷静地去分析双方是否还有修复关系的可能，毕竟无视现实问题最终是会自食苦果的。

3. 无可挽回的状态

当你发现彼此的关系已经到了无法修复的地步，再无改善的可能时，那么为了不让彼此的行为继续失控并互相折磨，最好的选择就是适时地结束这段关系。

有一对夫妇，他们婚后经常争吵，双方都承受了很大的压力，但是一直没有离婚。妻子决定和丈夫认真讨论离婚这个问题，在冷静的交谈中才发现原来他们俩真的不适合在一起，原因是她的丈夫是一个很不负责任的人。而她在以往的生活中，一直对丈夫抱有很高的期待，此时她非常后悔，觉得自己虚度了人生。

在这个例子中，妻子因为和丈夫进行了认真的交谈，认识到这段关系无法再继续下去，所以才下定决心结束痛苦的关系。如果没有充分的沟通，显然她还不能做出这个抉择。

当然，这其中也需要有其他重要人际关系的支撑，比如父母或者知心好友等人给以建议，使她能够坚定自己的决心。再比如一个孩子经常被父母强加自己的意志而抑郁，那么对这样的孩子来说，丰富父母之外的人际关系极为重要，也有利于他们避免身陷单一关系中而无力自拔。因此，要丰富自己周围的人际关系，在关键时刻这些人会给你一些建议，这一点无疑是极为重要的。

总而言之，价值观不同的时候，不必保持沉默，即便是父母与子女之间，也要说出自己的真实感受。我们可以一起来看下面这个案例。

李小姐毕业于著名高校，可谓天之骄子，父母也一直视其为掌上明珠。她已过了而立之年，但仍一心专注于事业而未谈婚论嫁。但是有一天，李小姐突然向父母宣布她要和一位经营花店的青年结婚，这对于父母来说无疑是一个爆炸性的消息。毕竟父母一直以来对于女儿的婚姻都抱有极高的期待，因此，他们对此事极为不满。母亲每天给她打电话："以你这样的条件，为什么一定要找个开花店的人结婚呢？我觉得我真是教育失败。"这样的情况持续了一个月之后，李小姐因不胜困扰而陷入了抑郁。

在这个案例中，母亲的话显然不得体，但是李小姐只是一味忍耐显然也是不当的做法。其实她可以这样对母亲说："我知道您的心情很焦虑，但是您说对我的教育很失败这让我很难过，希望您不要再这样说了。"李小姐如果不对母亲说出自己的感受，她的抑郁只会更加严重。而在她向母亲说出了自己的想法之后，母亲理解了她，从而避免再说类似的话。由此可见，即便对方是自己的母亲，我们也应该讲出自己的真实感受。

在经过一番开诚布公的交流之后，李小姐的母亲渐渐能够冷静地反思自己的言谈，而李小姐也能够对母亲说出自己的真实想法了。她的母亲虽然有时候还是会说出类似的话，但是次数减少了很多，李小姐的抑郁也因此得到了减轻。

我们不要因为价值观不同而保持沉默，否则，最后积累的压力很容易让自己走向抑郁。让对方了解你的感受，相信他们也不会强人所难。

角色转换后，当下也很好

我们生活在这个世界上，不停地经历着角色的转换，有的角色会让我们沉浸其中，有一种众星捧月的幸福感。然而如果有一天，角色的转换给我们带来不适，此时压力的积累同样会给抑郁埋下隐患。

我们可以将容易引发抑郁的角色转换分为以下几种：

（1）人生中的重大变故。比如亲人离世、婚姻破裂或者是被单位解雇等。

（2）争相祝贺的变化。比如升职，当事人可能会因此而愈加繁忙劳累，感到责任更重，压力也更大。

（3）搬家、调职等变化。因为执行过程往往耗神费力，所以年龄越大的人越容易因此变得丧失活力。

在这些角色的转换中，人们往往因为对过去的角色念念不忘而倍感苦恼，原因多半是出于对过去记忆的过度美化或者是丑化。

以失恋为例，当事人或是沉湎于对方过去给予的幸福回忆，或是因为对方往日遗留的不满而心存怨恨。然而任何事都没有绝对的好与坏，当你因为失恋而伤心欲绝的时候，或许应该想到这样的你们如果真的进入婚姻殿堂之后，也未必能够携手白头。换一个角度，说服自己接受眼前的事实，这无疑是最重要的。

从另一方面来说，如果认为过去更好，其实也说明你觉得当下并不好。而一个有自己追求的目标并且能够客观审视过去的人会觉得"现在过得好就够了"。假如你一直无法走出昔日的回忆，那么就需要提醒自己，应该努力经营现有的人际关系了。

再如一个被公司裁员裁掉的人，当他想到自己昔日风光今不再时，就会感到格外沮丧，以至于对别人邀请他去参加社会活动都了无兴致。但是如果他放下这种心态，抱着试试看的想法参与其中，又会发现与以往截然不同的惊喜。而在这个过程中，他慢慢就会重新建立起自己的人际关系。当然，这是一件长期的事，急于求成是不现实的，重要的是努力让自己接受当下的角色并逐渐适应。

有一位老人，他曾是知名的电影制作人，当年在电影界可谓红极一时，与许多影星和知名人士都有很好的交情。但是在发生脑卒中之后，他的生活发生了改变。他此时已经行动不便，于是萌生出"我现在一无所有""我的人生到此黯淡谢幕"等沮丧的想法，渐渐便得了抑郁症。

在他的头脑中，以往那段辉煌的日子已经一去不返了，而现在无论做什么，都只能处于一个被人遗忘的角落。

一位朋友设法开导他："您觉得过去很美好，但是您会不会觉得现在有时也挺好呢？"

"偶尔也会啊，比如说品尝美食的时候，那种感受妙不可言。"

"那一刻您也会暂时忘记以往的事情吧？"

"当然了。"

"那您不妨看看电视，找一些自己喜欢的事情去做，让生活中多一点能够让自己遗忘过去的这种时光，也许能帮助您减少一些对过去的执着呢？"

老人若有所悟。

几天之后，他告诉朋友："我在散步的途中发现路边的樱花开了，瞬间感到欣喜若狂。"此时他已经能够为美好瞬间感到欢乐，开始接受当下的角色。

当然，老人也有苦恼的时候。一个雨天，本来就有脑卒中后遗症的他提着重物行走，不小心摔了一跤。这个意外的挫败让他顿时又感到气馁起来，觉得"这种生活真没劲""什么都不行"等。其实在那样一个雨天，即便是正常人都可能会摔跤，更何况是这位老人呢？

朋友得知后问："这些想法应该是在您摔了一跤之后才冒出来

的，对吗？其实现在并没有那么不好。您只要走路小心一些，就不会有这种情况发生了，对不对？"

经过朋友的开导，老人已经渐渐能够感受生活中的美好，也会用一种更豁达的心态去看待发生的每一件事。这使得他渐渐能够适应当下的生活，也融入了自己现有的角色，抑郁也在慢慢地减轻。

内心孤独与沟通方式有关

在日常生活中，很多人可能会感到内心的孤独，这种状态如果时间过久也会令人陷入抑郁，因为它最后导致的就是压力的不断累积。也许有人想象不出因内心孤独而导致与外界隔绝会严重到什么程度：如果将一个人单独禁闭在一栋房子里，不出几天这个人就会开始出现幻觉与妄想的种种表现。

现实生活中，有许多遭受他人欺凌的孩子，正是因为找不到可以倾诉的对象才最终酿成悲剧。而这种孤独已经不仅仅是指一人独处时候的内心感受，还包括了在人群中缺少知心朋友时无法言说的痛苦。这其中有很多人貌似人前众星捧月，实则内心落寞，缺少知己，身边多是泛泛之交。而另一部分人则总是交浅言深，很容易就对别人说出真心话，同样也会换来对方的疏离。这两种情况都会使人陷入内心的孤独，而归根结底问题还是出在了与人交往沟通上。

1. 要清楚自己的交往模式

我们每个人都会有自己的人际交往模式，并且通常会沿用一生。因此，我们要先找到自己平时与人交往用的是哪种交往模式。如果以前有运用得比较成功的交往模式，不妨用到今后的人际交往中，比如学生时代组织活动、管理社团时建立人际关系的经验，都可以运用到自己的职场工作中，当然前提是要适当地变通。如果能利用自己比较擅长的交往模式改变现有环境，同样也能帮你走出内心的孤独。

2. 要找出在交往模式中的不良倾向

从检视自己与身边人的关系开始，比如与父母、配偶、子女、好友等人的关系。可以回想一下自己平日是否习惯于将焦虑不安、愤怒狂躁的情绪发泄到他们身上，如果是，那么同样也会发泄到其他人身上。接下来你可以尝试努力提醒并克制自己，并把自己的这些负面情绪重新审视一遍，请旁人帮助你反思那些不良的沟通模式，毕竟"旁观者清"嘛，多听听他人的想法有利于你更好地做出决定。

3. 要试着踏出与他人建立关系的第一步

严重孤独者有一种惯性的思维模式，即不敢面对自己难以与他人建立关系的事实。例如，每当需要与他人商量问题的时候，他们会想"对方肯定不愿为我花时间考虑问题"，但是又不愿说出自己内心的想法，于是就认定了"谁也不愿跟我商量事情"，进而陷入"索性不要跟任何人接触了，还是自己一个人待着，这样不会有压力"的错误想法之中。事实上，只要尝试过，即便被拒绝，对人生来说也是一种成长。而这种尝试可以先从找人商量并不重要的事情开始，由浅入深、循序渐进，慢慢建立深厚的人际关系。

下面我们可以来看一个案例。

小兰是一个小学六年级的学生，父母离异使得她产生抑郁，甚至发展到厌食的程度，药物也不起任何效果，因此，转向心理咨询。

每当父母吵架的时候，小兰都会觉得"父母离婚都是因为我，我如果是个乖孩子就好了"。正因为希望自己更乖一点，小兰最后变得无法与人进行正常沟通，陷入巨大的孤独之中。即便如此，她最后仍然没有能够阻止父母的离婚，于是，心中便产生了"爸爸妈妈什么也不愿为我着想，一点都不珍惜我"的怨恨情绪。

虽然通过心理咨询，她也认识到父母离婚并非因为自己，但独自一人的时候她依然无法遏制这种想法。这就需要首先帮助她审视自己内心的各种想法。

此外，她的母亲也有习惯于将自己的思想强加给女儿的问题。

当小兰说出自己那时候很痛苦时，母亲会说"那你希望我怎样？现在是在指责我吗？"小兰在此情况下显然无法反驳，于是就只能通过怒吼、摔东西等暴力行为来宣泄情绪。

其实，即便是一个成年人，当他无法说出自己想说的话时，也会发生歇斯底里的情绪失控。包括发生家暴，其实很多也是源于沟通能力不好，一方说不过另一方，于是拳脚相向。

因此，咨询师尝试改善这对母女之间的沟通方式，对于她们交流时的某些过激语言，会善意地提醒："这句话我们是不是可以说得更委婉一些？"渐渐双方都发现了自己的问题，情绪化冲突的次数也比以前有所减少。

同时，咨询师鼓励小兰鼓起勇气去和朋友说话，拓展自己在家庭之外的人际关系。一年之后，她的情况得到了明显改善，已经回到了生活的正常轨道。

用平均率来告别杞人忧天

不知道你是否有过这样的经历：你为很多未发生的事而担忧不已，别人告诉你"这不过是你多虑了"，但是这并不能打消你的忧虑。于是，在别人的眼中，你可能就是现代版的杞人忧天。而这种情况可能就是抑郁来临的信号。

那么怎样摆脱这种状态呢？我们可以来尝试一下美国心理学家加利的平均率方法。

加利是在密苏里州的一个农场里长大的。有一天，在帮母亲摘樱桃的时候，加利突然哭了起来。母亲奇怪地问："加利，你为什么哭呢？"加利回答："我害怕自己被活埋。"

其实那时候，加利担心的事多得数不胜数：暴风雨来临，他害怕自己会被雷电打死；经济拮据的时候，他担心家里的饭会不够吃；他害怕自己脱帽鞠躬会招来女孩子的讥笑；他担心将来会没有女孩子愿意嫁给自己……他犁地的时候，经常会花几个小时想这些问题。

但是，随着时间的流逝，他渐渐发现这些事情发生的概率简直微乎其微，可以说有99%根本就不可能发生。比如，任意哪一年，被闪电击中的概率其实只有1/350 000。即使在出现木乃伊之前，被活埋的概率也只有1/10 000 000。倒是癌症，每8个人中就有1个会因此而死，加利要发愁也应该是为可能得癌症而发愁才对。

这些忧虑在我们听起来很荒谬，但是实际上有很多成年人的忧虑与它们几乎是同一性质。我们倒不妨用平均率来估算一下这些事究竟是否值得我们去忧虑，那样我们的忧虑最终就只剩下1/10了。

加利拜访过好友沙林吉夫妇，沙林吉太太是一位平静沉稳的女性。然而当加利问她是否曾经因忧虑而倍感烦恼时，令人意想不到的是，她说自己曾经在忧虑中生活了11年。

那时她的脾气很暴躁，每一天都被紧张的情绪占据着：担心自己是不是将电熨斗忘记在熨衣板上，可能会引发火灾；担心自己的保姆丢下孩子们跑出去了；担心孩子们骑车出去会被汽车撞死……这使得她在做其他事情的时候都心神不宁。这也使得她的第一次婚姻以失败告终。

第二次婚姻，她的丈夫是位律师，一个能将事情分析得极有条理的平静的人，几乎从不忧虑。每次看到她紧张焦虑的时候，丈夫总会劝导她："不要急，我们来一起分析一下你担心的事情有多大的概率会发生。"

小儿麻痹症在加利福尼亚州肆虐的那一年，丈夫要她保持镇定，并且采取了预防措施，暂时不让孩子出入公共场所。后来在和卫生署联系之后，他们了解到，即便最严重的一次，整个加利福尼亚州也只有1 835个孩子染病，平时的数目则在200～300。这数据听起来的确令人恐惧，但是真正计算起来，一个孩子感染小儿麻痹症的概率确实极其微小。

"根据平均率，这种事情是不会发生的。"就这一句话，让她90%的忧虑都烟消云散，而她也享受了至今20余年的美好与平静。

还有一件很有趣的事，全世界著名的保险公司罗艾得公司，正是靠大家对一些几乎不会发生的事情的担忧，而收获了不少的财富。罗艾得公司会与人们打赌，说他们担心的意外情况永远不会发生。实际上这也就相当于基于平均率的一次赌博。

很多时候我们并没有必要让自己杞人忧天，那些我们预想的不幸其实只有微小的概率会与我们相遇，那么我们又何必为几乎不可能发生的事让自己忧心不已，甚至受抑郁症的折磨呢？

第七章

日常心理调理法三：用好独特的几个心理疗法

抑郁症除了常规治疗以外，还有一些独特的心理疗法，它们在治疗抑郁症的过程中也会出奇制胜。无论是强调顺其自然的森田疗法，还是有悠久历史的自然疗法，抑或是在美中疗愈身心的艺术疗法和听来倍感神秘的冥想疗法，它们都在治疗抑郁症的过程中有着良好的效果。

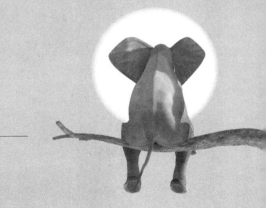

森田疗法：顺应自然，为所当为

森田疗法诞生于1919年，它是由日本东京慈惠会医科大学森田正马教授创立，倡导顺应自然、为所当为的心理治疗。它长期被应用于治疗抑郁症、神经症、自主神经失调等疾病，经过几十年的发展，已经成为获得国际公认的带有东方色彩的心理疗法。

森田疗法的核心理念是"顺其自然，为所当为"，旨在打破抑郁者所陷入的精神束缚机制。森田本人称这种方法类似于佛禅的"顿悟"状态，可谓以东方的智慧来进行心理治疗的成功典范。下面我们就来看看它的治疗原理。

1. 顺应自然

思想家卢梭说过："世上最没用的三种教育方法就是：讲道理、发脾气、刻意感动。"虽然只是谈教育，但是在心理治疗的层面其实也同样适用。的确，在心理治疗过程中，一味地进行说理明显是徒劳的，毕竟道理谁都懂。仅仅依靠理智是不足以克服抑郁的，相反，需要在感情上经历过体验才能获得改变。而人的感情有一个规律：你越注意它，它就越强化；你不理睬它，它反而会自然消退。因此，森田疗法主张，对于自己的烦恼、苦闷状态首先要承认并接受，不要去刻意改变，要顺其自然，而不是一味地劝慰，当这种状态达到顶峰时，情感就会变得迟钝，患者反而不感到苦闷了。

森田正马幼年时期便被夜尿症困扰，以至于只好铺草席睡觉，一直持续到12岁。这件事让他长期深感自卑，后来得知村里有位名人小时候也是如此，病情也就好转了。

此外，他还为神经衰弱所苦，虽多方求医却收效甚微，因此，很是担心自己的健康。后来他在大学时还曾经因为父母农忙忘记给他寄生活费，而当时又临近考试，误以为父母不想让他继续读书，抑郁和气愤之下甚至有过自杀的念头。

但后来他下决心要做出一番成绩证明自己，索性放弃治疗，拼命学习，不但获得了好成绩，而且各种症状居然不药而愈。从此，他蓦然醒悟，自己的病其实不过是假想出来的。

森田正马后来由此提出了"疑病素质"理论，认为人是偏于内省的，因此，格外关心自己身心的异常状态，并且忧心忡忡，这就使得人会出现担心自己患病的精神倾向。

有疑病素质的人，会把一些日常普遍存在的现象，比如口吃、头痛、失眠等误认为是病症，而且在这些事情上过分集中注意力，比其他人更加的敏感，于是也就导致"病"得越来越严重。

因此，他主张接受自己的各种症状和不良情绪，不要强迫自己，也不要压抑或者排斥它们，简而言之，就是不采用对抗的状态，而是选择与它们和平共存，让它们自生自灭。

2. 为所当为

在正视并接受自己身心状态上的不适之后，我们接下来要做的是不受其干扰，努力去做自己该做的事情。

森田疗法把与人相关的事物分为两类：可控制的事物与不可控制的事物。可控制的事物是指我们通过主观意志可以调控的事物，而不可控制的事物则是我们的主观意志无法决定的事物。我们只要控制可控制的事物就可以了，做自己能力范围之内的事情，也就是"为所当为"。要做到"为所当为"，我们需要注意以下两点。

第一，需要忍受痛苦，为所当为。这也就是说，一方面要对症状采取顺应自然的态度，另一方面要顺应生命原有的欲望，做自己应该做的事。症状虽然痛苦，但我们要努力接受，把注意力放在有意义且能做出成效的事情上，这样也可以转移注意力。

举个例子：有的人可能见人就恐惧，那么按照森田疗法，就让他带着恐惧与人交往，该见的人还是要见，但注意力要放在自己要做的事情上。这样坚持一段时间后，患者就会发现自己想要等症状消除再与人接触的想法其实毫无必要。也就是说，该做什么，就马上行动，即使痛苦也要坚持去做，这样才有利于摆脱精神束缚。

第二，正视现实，陶冶性格。森田疗法的专家高武良久指出，因为人的行动一般会影响其性格，所以"行动造就性格"是有一定依据的。我们的精神冲突往往止步于精神世界，而在实际生活中我们却总是采取逃避的态度。仅凭主观意志的努力我们是无法摆脱苦恼的，唯有在实际行动中才可能让思维得到提升与飞跃，从而更加适应生活。就如同一个人想要学会游泳，他如果因为怕水而不跳进水中，就永远学不会，即使之前基础为零，跳入水中也是可以做到的，其余的技巧都可以慢慢学。

在实际行动中，我们可以发扬自己性格中的长处，比如严谨、勤奋、责任感强等，而摒弃性格中的不足，比如过度的自省和完美主义等。这也就是我们所说的陶冶性格的过程，它不等同于改变性格，而是对性格的扬长避短。

艺术疗法：在美的陶冶中修养身心

艺术疗法可以追溯到18世纪末，当时在欧洲的精神病院中，一些病人的艺术作品引起了众人的注意，因为这些作品有助于医生做出病理诊断。大多数医生相信精神病人的艺术作品是他们做出诊断的一个有力依据，此后艺术疗法也就悄然兴起了。

艺术疗法是运用音乐、舞蹈、绘画等艺术手段，通过心理诱导的方法来转移注意力，影响抑郁者的精神状态，帮助他们逐渐摆脱痛苦，恢复身心健康。这个过程也是对情绪的一种释放，有利于抑郁者保持情绪的稳定。

艺术疗法可以整合多种艺术形式，比如线条绘画、色彩绘画、雕塑、软陶等形式的结合，可以让抑郁者在创作过程中趋于康复，包括音乐、舞蹈、戏剧、诗歌等创作都可以结合在一起，进而使抑郁者得到治愈。

艺术疗法的基本原理就是通过表现和创造具有治愈作用的艺

术作品来达到治疗的效果。抑郁者通过艺术创作活动表达自己内心深处的情绪，完成自我发现和自我洞悉。因为艺术本身是一种独特的心灵语言，它可以唤醒人内心深处的创造性的生命能量，从而一点一点驱散抑郁。用中医的理论来解释，艺术疗法体现了"形神合一"的观念，即运用"形与神俱全才能身心健康"的原则来帮助抑郁者改善并走出抑郁。

艺术疗法有以下几个特性，使得它为人们所注目。

1. 具有高度的整合性

艺术创作的过程，是一个富于趣味的多维度的学习过程，也是感觉、知觉、肌肉运动能力、情绪等多种能力整合学习的过程。一个作品的创作完成，恰恰也意味着多维学习与自我整合的推进。

2. 一种表达自我的语言

用艺术来表达自我，可以不受语言表达的诸多局限，从而更好地表情达意。爱德华就说过："绘画是最简洁的非言语性语言。"此外，艺术疗法可以唤起有创造性的生命力，从而帮助人取得或者恢复心理上的平衡。

3. 表达过程中自然治愈

艺术疗法以释放、表达和化解为唯一目的。而且治疗师还可以指导抑郁者想象一种积极的意象进行创作，通过这种新意象来取代旧意象，从而完成治愈的过程。

4．调整不协调的情感

通过艺术创作，可以较为安全地触及抑郁者内心深处潜藏的各种情感，比如孤独、恐惧、羞耻、愤怒等，他们可以将其以艺术的形式表现出来，进而使抑郁者接受这些情感，告别内心的冲突，达成内心的统一与人格的渐趋完善。

在艺术疗法进行的过程中，治疗师可以与抑郁者进行一些对话，比如提出以下这些问题：

（1）刚才你在创作过程中有什么样的感觉？

（2）注视你的作品的时候，你有什么样的感受？

（3）假如作品中这个人物会说话，你猜他会对你说什么？

（4）请你和你的作品进行一次对话，并且将对话写出来给我看，好吗？

（5）请你用第三人称为作品编个故事，可以以"很久以前"开始，怎么样？

（6）请给你的作品起个名字，这样会使主题更加鲜明突出。

（7）是不是觉得这幅作品不够尽兴？可以再创作一个进行拓展。

（8）这个作品中有没有让你觉得烦恼的地方？试着重新创作

来解决这个问题，好吗？

艺术疗法本身是有着神奇效果的，抑郁者三个月都不愿意说出的秘密可能在一幅画中便会透露出来，能够帮助治疗师快速直达问题的核心，甚至还可以唤起对方长期遗忘的记忆。

不仅国外很重视艺术疗法，中国古代的人们对此也深有体会，比如练习书法就是其中之一。从医学角度来讲，练习书法能够有效地减轻失眠、缓解焦虑等。虽然"人生七十古来稀"，但是许多著名的大书法家寿命都超过了古稀之年。宋代诗人陆游还曾经写诗：一笑玩笔砚，病体为之轻。足见艺术疗法在古今中外都是有可观的疗效的。而在抑郁的治疗问题上，艺术疗法让人在美的陶冶中得到身心的疗养，继而完成心灵的疗愈，值得人们积极去尝试。

冥想疗法：在想象中放松身心

冥想疗法对于抑郁的治疗作用，源于它对大脑前额皮质的影响。据相关研究显示，冥想练习可以加强前额区域的活动，使大脑能够加强积极情绪，而遏制消极情绪，并且在没有冥想的时候也能保持这种运作。

冥想疗法的治疗原理，更具体地解释就是：冥想能够使左额叶的运动更为活跃，而右额叶的运动相对减缓。左额叶的活动与快乐的情绪有关，而右额叶的活动与消极的情绪有关。故而左额叶活动频繁的人很少有消极情绪，而且能够很快从消极情绪中走出。

如果我们能够坚持每天做有规律的冥想练习，这对于我们逐渐达到活在当下而又略微超然的良好状态是很有帮助的。可以尝试2周，每周5天，但是如果是极度抑郁的朋友，那就不建议去做冥想了，因为冥想对他们来讲也是一种巨大的负担。大多数的抑郁者还是可以一试的，哪怕只是坐下来冥想5分钟。

下面我们来介绍冥想的一个常规程序。

（1）找一个清静的地方，关掉身边可能会干扰你的电子设备，排除让你分心的因素。不过夏天时打开风扇是可以的，这样会让你感到凉爽怡人。

（2）尽量在一天的同一时间进行冥想，但是过度劳累或者饱餐之后不要冥想，运动之后是一个坐下来冥想的不错的时间。

（3）保持舒服的姿势。可以用一个薄枕头垫在下面坐在地板上，双脚蜷缩在膝盖下面，不要扭伤。保持身体坐直，后背挺直。如果是坐在椅子上，可以将双脚平放于地面，双手自然放置在膝盖上或者身体两侧。保持身体正直的姿势尤为重要，这样可以避免你打瞌睡。

（4）闭上眼睛进行缓慢的深呼吸，不必过于用力，感到舒服即可。同时凝神去想一个词或者短语，类似于"吸气……呼气"，使其与自己的呼吸协调一致。再比如对抗欲望的时候，可以默想"波浪……岩石……"，想象岩石在波涛汹涌中岿然不动。

（5）将注意力专注于你的呼吸。当有其他杂念涌现的时候，想象它们如同气泡上升到水面又破灭，水面依然平静如常。

（6）不去评判，这些时而冒出的杂念可以视作你大脑中正常的噪音。有意识地练习关心爱护自己，让处于焦躁不安中的心灵感受到安全。

（7）如果感受到自己开始分心，你不要去管那些想法或对自己的评价，把注意力集中于呼吸就好了。

（8）如果依然感到心烦意乱，可以尝试着用一种开放的好奇心来对待自己的沮丧，可以想：这里将会发生什么？

（9）结束的时候，睁开眼睛，可以再坐几分钟，感受一下此时的平静状态。

在冥想的过程中，会不时地有一些纷乱的念头涌现，这时你不要去责备自己，而是要接受这个事实，然后将注意力重新集中到冥想上来。如果因为这些杂念而指责自己，那么接下来你的心境就会更加烦乱，反而不利于重新进入安宁的境界。

自然疗法：消除抑郁的辅助方法

抑郁除了心理疗法和药物治疗之外，一些自然疗法也可以起到一定的辅助效果，主要有以下几种。

1．运动疗法

运动对于抑郁的疗效早已被大量研究数据证明。从科学的角度来看，适当的体育锻炼能够帮助人改善心境，保持心理的平衡。因为体育锻炼能够改善人的心理结构，使人产生愉悦感，降低愤怒与抑郁的程度，让人的心理得到放松，从而驱散内心的疲惫感。

体育锻炼对改善情绪有这样几个作用：缓解焦虑和紧张，在运动中使人产生流畅的体验而催生愉快心境，并且可增强人的自信心与自尊心。

采用运动疗法改善抑郁需要注意哪几个方面呢？

（1）要有选择地参加运动。选择自己喜欢的运动方式，才能从中获得乐趣、取得效果，并且长期坚持下去。

（2）要选择有氧运动。比如慢跑、游泳等就属于有氧运动。有氧运动能够有效地改善心境，缓和应激状态。而且有氧运动这种中等强度的体育运动能够有效地预防和治疗抑郁。

（3）可以自己选择运动的节奏。这适用于那些有节奏感而且具有重复性的运动，这类运动不需要太多的注意力。在这个过程中我们可以锻炼思考的能力，促进脑力的恢复。

（4）运动的时间不要过短。大多数学者研究后认为，如果每次运动的时间少于20分钟，是无法起到良好的作用的。通过运动进入状态并且对心理产生良好影响所需的时间为40～50分钟。当然，如果时间过长，也会产生疲劳、厌倦等副作用，基本上控制在20～60分钟就可以了。

2. 音乐疗法

音乐疗法可以缓解各种疾病的状态，对于抑郁也有很好的缓解效果。究其原因，人处于优美悦耳的音乐环境里的时候，神经系统、心血管系统、内分泌系统和消化系统的功能都会得到改善，并且人体还会分泌出一种有利于健康的活性物质。而音乐声波的频率和声压也会唤起人心理上的反应，帮助人改善情绪，振奋精神，消除悲伤、焦虑等不良情绪。

当然，在选择音乐的时候，也要根据不同的情况来选择，首先要挑选符合自己性情的音乐，并且要注意音乐的"平衡性"。其次要根据自己的职业来选择音乐，比如在喧嚣的股票、证券公司里工作的人可以选择无歌词的轻音乐；在机器轰鸣的工地或工厂工作的人可以选择雄壮的古典交响乐；在安静的办公室或大堂工作的人，则不妨选择轻松愉悦的流行音乐。选择音乐还要根据自己不同的情绪来决定：当你情绪低落的时候，就选择明快的乐曲；当你愤怒的时候，则要选择轻松的乐曲。

除了以上这些事项之外，对乐曲本身也有一定的要求，比如低音要深沉厚实；中高音要音色丰富，具有感染力；音乐的音量、音频、音色要具有和谐感。

音乐选择完毕，倾听前还要做好准备工作。

（1）选择一个光线明亮、空气清新的房间，可以放一些花草盆栽，这样环境会充满生气。

（2）洗一下脸来醒醒脑，或者搓搓双手按摩脸部，这样效果会更好。

（3）静坐下来，闭目养神或者做深呼吸。

记得一定要以积极的态度来聆听音乐，因为这样有助于情绪良性化。

下面我们推荐一些适用于音乐疗法的曲目。

（1）心灵空虚的时候，可以听贝多芬的《命运》，博克里尼的大提琴曲《A大调第六奏鸣曲》，日本歌曲《拉网小调》等。

（2）忧愁烦恼的时候，可以听西柳贝丝的《悲怆圆舞曲》；待忧伤渐渐退去，再听格什文的《蓝色狂想曲》，我国的民乐《光明行》《步步高》《喜洋洋》《情深意长》等。

（3）情绪不稳定的时候，可以听贝多芬的奏鸣曲，肖邦和施特劳斯的圆舞曲等。

（4）注意力无法集中的时候，可以听贝多芬的《月光奏鸣曲》等。

（5）难以入眠的时候，可以听莫扎特的《催眠曲》，门德尔松的《仲夏夜之梦》，德彪西的钢琴协奏曲《梦》等。

（6）疲惫而无精打采的时候，可以听贝多芬的《第六交响曲》，以及我国的民乐《春晓》《彩云追月》《流水》等。

3. 用眼习惯疗法

从眼睛里赶走抑郁，可能许多人是头一次听说。其实，人的情绪和用眼习惯有着极大的关系。

我们大多数人看物体时，其实两眼并非是分别聚焦在一个点上，而是习惯于偏爱用一只眼睛成像。我们可以用一个简单的方法来验证：一侧手臂伸直，竖起大拇指，对准墙角，然后交替睁开一眼闭上一眼，看哪只眼睛睁开的时候保持在墙角中央。左眼不偏离的称为"左视型"，右眼不偏离的称为"右视型"。如果两眼都出现偏离，按哪只眼睛偏离较少来定为倾左视型还是倾右视型；如果两眼偏离程度一样，就叫作"全视型"。

根据调查结果，积极乐观的人多习惯使用右眼，而消极悲观的人多习惯使用左眼。前者多为右视型、倾右视型、全视型，后者多为左视型、倾左视型。美国心理学家做过一个实验，他让受试者戴上一块复杂的镜片，受试者只能透过一半视野看到消极意义的单词。如果这个单词在视野的左半部分，就会首先被受试者的右脑辨别出来，并且右脑会产生反应；如果这个单词在视野的右半部分，信号就会传递到左脑，但左脑对于消极的意思会无动于衷。

因此，我们可以得出一个结论：人们的用眼习惯，恰恰决定了人们的思维习惯。当然，最佳的用眼习惯是全视型，因为这有利于我们开发全脑。为了预防抑郁，防止左视型和倾左视型显然是极为必要的。那么我们应该怎样去做呢？

（1）从小就要养成正确的用眼习惯，避免偏视。

（2）如果已经是左视型或倾左视型，那么可以戴眼罩来锻炼右眼，或者利用眼镜来进行调整，让自己转向全视。

（3）在心情抑郁的时候，可以闭上左眼，用右眼远眺。

4．光照疗法

阳光可以带来快乐与健康，这在古希腊的时候就已经被人们发现，而且在20世纪初的时候，许多医院还设立了"日光浴室"来治疗肺结核等病症。不过，之后光照疗法便消沉了半个多世纪，直到近些年又被人们重新发掘出来。

已有研究证实，光照疗法可以通过提升血液中的血清素浓度来改善情绪，驱散抑郁。而且促人进取的多巴胺和掌管生物钟的褪黑素都与光线有着密切的联系，它们都是通过眼睛来影响大脑运作的。明亮的光线能够改善情绪，使人精神焕发，并且白天明亮的环境还可以让我们在夜间拥有更高质量的睡眠。

相反，缺少光照会引起抑郁。很典型的一个例子就是多发于高纬度地区和阴雨地带的冬季抑郁症，它主要出现在秋冬日照减少之后，表现为疲惫、嗜睡、食欲陡增、体重增加等。美国就有大约20%的人在经受着冬季抑郁症的困扰。

那么，光照疗法要注意些什么呢？

（1）光照度要适度。太弱了不起作用，太强了又会适得其反。清晨的光照是最适宜的，黄昏的光照也可以，而中午的光照过于强烈，不建议尝试。

（2）光照的时间也要注意。睡前尽量不要暴露在过于明亮的光线下，这样会抑制褪黑激素的分泌而使人失眠，晚上可以用窗帘遮光，早上日出的光线照进来会让你一整天都神清气爽。

（3）市面上确实有光疗设备，但户外的光照还是最理想的，只要到户外阳光下走30分钟，光照就足够了。

5. 芳香疗法

近些年来，芳香疗法渐渐为人们所接受，它能够缓解现代人的压力，对于驱除抑郁也有一定的功效。那么它的理论依据在哪里呢？

人类的感官分为视、听、触、味、嗅五种，除了嗅觉以外，其余四种感官在信息到达大脑之前都需要经过层层"关卡"。而整合嗅觉的神经则是直通主管控制情绪的中枢。故而气味对人的情绪与感觉的影响是不同寻常的。

我们可以一起来看看情绪控制中枢都有哪些功能。

（1）决定我们情绪的状态与基调。

（2）将强烈的情绪记忆比如狂喜、惊恐等储藏到潜意识层面。

（3）控制我们的睡眠与食欲，调节生物钟。

（4）调控斗志、竞争心等生活动力。

（5）处理人际关系中的互动，比如决定性格是外向还是内向。

（6）嗅觉和上述这些功能之间的连接。

正因如此，美好的气息会令人产生许多愉快的回忆与想象，令人心旷神怡，而令人不悦的气味则让人避之唯恐不及。这种反射性的连接，往往不必经过理智和认知便直接连通情绪，令人不得不为之惊叹。

因此，在减轻压力、改善睡眠这些方面，芳香疗法的功效是引人瞩目的，但是也因人而异，还要看个人对香味的喜好。需要提醒的是，治疗过程中不要将香料或精油直接服用，因为气味是通过嗅觉来起作用的。

下面我们列举了一些有不良情绪者可以使用的精油。只要从对应的精油中选一种，取2滴，用10毫升甜杏仁油调成手部按摩油，每天早中晚涂在手腕脉搏处即可，坚持一周会有所改善。

（1）焦虑——檀香、快乐鼠尾草、广藿香。

（2）愤怒——罗马洋甘菊、德国洋甘菊、大马士革玫瑰。

（3）悲伤——柠檬、姜、乳香。

（4）抑郁——依兰、大西洋雪松、佛手柑。

（5）崩溃——天竺葵、丝柏、苦橙花。

（6）臆想——罗勒、茶树、欧薄荷。

（7）狂躁——檀香、茉莉、橘。

（8）歇斯底里——欧薄荷、迷迭香、薰衣草。

此外，我们还可以将精油混合后装入小精油瓶中，作为锁骨项链佩戴，或者将精油滴入热水中泡澡，或者日常熏香，都是不错的选择。

威利·卡瑞尔的抗抑郁方法

我们总会为最坏的情况而忧虑，抑郁会趁此时悄然入侵。那么如何保持心理上的平静与安宁，结束无谓的担忧呢？我们不妨来看一看威利·卡瑞尔的抗抑郁方法。

威利·卡瑞尔，是一位很聪明的工程师，曾经是世界著名的卡瑞尔公司的负责人。他在纽约工程师俱乐部做的一次演讲中，讲述了自己对抗抑郁的经历。

年轻的时候，他在纽约州水牛城的水牛钢铁公司做事。有一次他要去密苏里州水晶城的匹兹堡玻璃公司安装瓦斯清洗器。克服了种种困难，在精心调试之后，这种新型机器终于可以运行了，但是并不能达到预期的效果。

他对自己的失败深感惊诧，觉得仿佛是挨了一记当头棒喝，继而他的胃甚至整个肚子都扭曲绞痛起来。在很长一段时间里，他担忧到无法入眠。

但是常识告诉他，忧虑并不能解决问题。后来，他想出了一个并不需要忧虑就可以解决问题的方法，而且收到了良好的效果。这个方法他已经使用了30多年，而且简单、易于操作，任何人都可以使用。它分为三个步骤：

第一步：先冷静诚实地分析面临的整个局面，明确一旦失败，会发生的最坏情况是什么。比如，在这件事上，他可能会丢掉工作，也可能老板会把整个机器拆掉，这样会损失投入的2万美元，但是肯定不会有人将他关进监狱或者处以死刑。

第二步：了解了可能出现的最坏情况之后，说服自己在不得已的情况下坦然接受它。比如，在这件事上，这次失败肯定会给他的记录留下一个很大的污点，但是即便因此而失业，他依然可以找到一份工作。而且老板也清楚这只是一次实验，他们也支付得起2万美元，可以将其算作一笔研究费用。

第三步：将自己的时间和精力投入改善能够设想的最坏情况中。比如，努力寻找方法来降低2万美元的损失，在几次实验之后，他发现如果再加5000美元和一些装备，问题就能够完全解决。而且付诸行动之后，公司不但没有损失，反而还赚了1.5万美元。

的确，威利·卡瑞尔当时如果始终沉浸在忧虑之中，就不可能有最后的收获。因为忧虑往往会毁掉自己集中精神思考的能力，以至于不能做出任何决定。但是如果迫使自己面对最坏的情况并且接受它，我们就能够较为冷静客观地权衡所有的情况，并且集中精力来解决问题。

此后还有一个人应用威利·卡瑞尔的方法来解决自己的忧虑，这个故事听起来也颇有几分传奇色彩。

1948年11月17日，美国人艾尔·汉里在波士顿史帝拉大饭店讲述了自己的故事。

1929年的时候，他因为时常忧心忡忡而患上了胃溃疡。一天晚上，他因胃出血而被送到医院进行抢救。当时他的病情严重到医生警告他连头都不能抬，体重从原先的79千克直线下降到40千克。医生的结论是"已经无药可救"了。他只能每天吃苏打粉和半流质食物来维持生命。

这种情形延续了好几个月之后，他对自己说：如果在等待死亡之外没有其他的指望，那么你不如好好利用剩下这一点时间去做自己想做的事，比如环游世界。

医生得知他的想法之后大吃一惊，警告他如果真的去环游世界，那么就只有葬身大海了。但是他说："不会的，我会随身带着我的棺材，因为已经答应过亲友，死后会安葬在故乡的墓园里。"

他买了一口棺材带上船，并且和轮船公司商定，一旦他去世，就将他安放在冷冻舱里直到返回故乡。

出人意料的是，在洛杉矶上了"亚当斯总统"号向东方驶去后，他竟然觉得好多了，而且渐渐地不用再吃药和洗胃。没过多久，他可以吃任何食物了，甚至包括别人认为他吃了一定会送命的东西。几周过后，他可以抽烟喝酒了，他感到这是多年以来从未有过的享受。

印度洋的季风和太平洋的台风带来的威胁，都足以让他丧命，但是他反而从这次冒险中得到了很多乐趣。在船上他结识了许多新朋友，常常畅谈直到深夜。他发现回去要料理的种种私事，跟东方的饥饿与贫穷相比，简直就是不值一提。从此他放下了那些无谓的忧虑，心中感到从未有过的坦然与轻松。回到美国之后，他的体重居然增加了40千克，胃溃疡已经成为遥远的回忆。从此之后，他再没有生过大病。

后来回忆起这件事时，他发现自己实际上是下意识地应用了威利·卡瑞尔的抗抑郁方法。

其实这个方法总结起来很简单：

（1）设想可能最坏的结果。

（2）不得已的情况下就接受它。

（3）冷静地想办法来改善最坏的情况。

第八章

战胜抑郁症，还应借助外力

战胜抑郁，除了依靠药物以及前面所讲的方法进行调整之外，我们还可以适当地借助外力。个人的力量毕竟有限，更何况情况严重的时候还会达到个人根本无法承受的程度。此时请求专业医生的帮助，或者是以家人、朋友甚至动物的陪伴来化解内心的孤独，都是不错的办法。

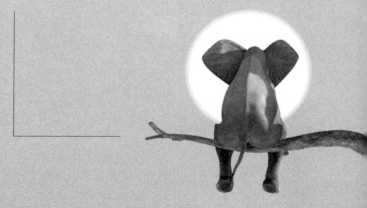

让亲近的人了解你的感受

抑郁者的艰难其实不仅仅来源于这种精神状态给他们带来的困境，有很大一部分还来源于亲近的人由于不了解他们的感受而产生的种种误解，这使得他们走出抑郁的路变得更为崎岖坎坷。有很多甚至严重到抑郁者的父母都不能接受抑郁的现实，而抑郁者因为感到自己不被接纳，就选择了进一步封闭自己，避免与外界接触而受到打击。

比如，正常的父母会尊重和保护孩子身上的差异性和独立性，但是抑郁者的父母往往喜欢将自己的意志强加给孩子，他们往往会打压孩子，不容许孩子表现出异于自己的特性，否则就会将其视为对自己的背叛。

当然，亲近的人如果不了解抑郁者的真实感受，这种伤害就会一直持续下去。因此，让他们了解抑郁者的感受是很有必要的。

比如，他们会认为抑郁是一种"矫情病"，是悲观脆弱，是整天胡思乱想，或者直接将抑郁等同于精神病人等，这使得抑郁者找不到宣泄的出口，加重了他们的自卑和封闭。

抑郁者在情绪困境中，尤其需要有亲近的人来陪伴，这样可以减轻一点他们的孤独感，避免他们在空虚无聊中走进思维的死胡同。但是亲近的人有时也会觉得这是一个很棘手的麻烦，有些人就选择了避而远之、袖手旁观。这显然不利于抑郁者改善状况，因此，需要让他们知道抑郁者的内心其实是渴望被关怀的，只不过抑郁暂时"堵塞"了他们头脑中的通道而已。

抑郁者的表现与一般人不同，因此，身边的人不能拿要求常人的标准去要求抑郁者，因为他们身处于困局之中，更多的时候是身不由己的。比如他们可能有时抑郁低沉，有时又极度兴奋，这要看事情是否触动了他们的兴奋点。

比如一个抑郁的学生可能很长一段时间在课上精神不振，但是某天恰逢老师讲到一个他感兴趣的话题，于是他举手发言，思维敏捷、滔滔不绝。周围的人会误认为他根本没有抑郁，其实，只是抑郁者有他自己的兴奋点而已。而且很多时候，他们也会被世俗的标准认为是"不负责任"，其实这是他们自己也不希望却无力控制的事情。为了避免亲近的人会产生类似的误解，抑郁者需要让他们了解这些真实而无奈的感受。

总之，抑郁者需要将内心最真实的感受表达出来，让身边最亲近的人了解，争取他们的理解与支持，这在对抗抑郁的过程中是不可或缺的一个环节。

寻求专业人士的帮助

当发现自己被抑郁困扰而且难以走出的时候，一味硬扛显然是不够明智的，我们需要做的是尽快寻求专业人士的帮助，这样会让我们少走很多弯路，早日脱离苦海。

但是在寻求帮助的过程中，我们也有需要注意的地方，比如要注意选择咨询师，否则，可能到最后发现咨询师只是给你滔滔不绝地讲道理，对你的状况却丝毫不起作用。

那么，在选择咨询师的过程中，我们需要注意哪些要点呢？

1. 他的语言是否有弹性

如果是一个成熟的咨询师，他的语言往往会富有弹性。因为他对自己能够有很高的接纳度与理解度，这是成长中的咨询师不能达到的。而一个能够理解并接纳自己的人，是不需要借助很多外在形式来证明自己是有能力的。如此，他才能放下自己，专心去理解来访者的烦恼与痛苦。

而在这方面有所欠缺的咨询师，则往往会有意无意地要将自己打造成一个专家的形象，这是为了让自己内心能够树立起掌控感，从而寻找安全感。假如在咨询的时候，你发现咨询师比你还了解你自己，而你不得不听从咨询师的许多要求，那恐怕就有潜在的危险了。因为这个过程已经变成了咨询师在满足自己的需要，而不是帮助来访者完成心灵的成长。

2. 他是否能保证咨询的时间

这是为了保证心理咨询有稳定的咨询密度。来访者在咨询的过程中，需要感受到安全和稳定的关系。倘若你的咨询师特别忙，以至于每个月都需要更改咨询的时间，那么你就需要考虑是否要离开了。因为他如此忙可以说明两点：首先，在咨询的过程中很可能有一些事情他感到自己也无力化解，所以会找一些很合乎情理的借口来更改工作的时间；其次，如果一个咨询师不考虑来访者的需求而不断地消失，这在职业修养上不得不说是一种欠缺，因为他未能理解何谓"来访者利益最大化"。

3. 他是否能保护好咨询过程中双方都要遵守的基本规则

这个基本规则也可以被视为心理咨询过程中的一个框架或者说是一条界线。如果咨询的过程全部在规则之内运行，我们也就感受不到它的存在。而规则一旦被打破，我们就会体味到它在心理咨询中的重要意义。

有些不太成熟的咨询师，可能会在咨询室外与自己的来访者保持另外的一些联系，这样就使他很难在咨询的时候仍然保持中立的态度。换个角度来说，如果一位咨询师借助自己现实中的工作或者人脉关系来帮助自己解决生活中某些问题，那么他在来访者心中就很难建立起专业性的关系。这种不再纯粹的关系，反而给来访者增加了许多困扰。

4. 他在工作中的关注点在哪里

一位咨询师把工作中的关注点放在哪里，是只关注故事还是注目于故事背后的联系和象征意味？这些是很重要的。因为一个成熟的咨询师会透过故事去挖掘深层的潜在信息，正所谓透过现象看本质。但是一个不成熟的咨询师因为缺少这种深层理解的能力，所以往往只能停留在故事的表层。

举个例子，可能来访者说了一句"这屋里怎么有一股怪味"，味道可能是客观存在的，但是此时此刻他说出这样一句话是有潜在的意义的，比如对咨询师有意见，或者是想借此转移话题逃避对内心的探寻。因此，故事其实并不重要，讲故事的时刻却很重要，故事中传递出的深层信息更重要。

5. 你是否能从中感受到自己的成长

心理咨询既是治疗也是让人成长。有效的咨询会使来访者人格渐趋完善，更加适应这个社会。但这个成长的咨询过程是充满艰辛与痛苦的，因为在这个过程中，我们需要打破旧有的防御模式，在学习中建立一种崭新的防御模式。在这两个阶段之间，我们会觉得整个人处于悬空的状态，这种状态会让我们感到恐惧和不适应。

咨询师需要帮助来访者平稳完成这个过渡，随之建立起有效的防御模式。心理咨询仅仅让来访者觉得舒服是不够的，还需要让来访者得到成长。假如来访者确实得到了安全感和情感上的满足，但对自己还远未进入深层了解，甚至感到自己越来越脆弱，仿佛无法离开咨询师，那么就要警惕自己是不是进入了依恋模式，并且仔细思考咨询师是否能力有限，未能带你去了解更深层次的自己。

试试参加自助小组

在电影《一个购物狂的自白》中，主人公丽贝卡因为购物成瘾而负债累累，后来加入一个治疗小组，这个小组里的每个人都有类似的苦恼，在这里她终于找到了能够理解自己感觉的人。他们会定期聚会，并且分享自己在控制购物欲望方面的成功经验或失败教训，通过不断地总结，来积极地解决自己购物欲难以自控的问题，这就是很典型的小组治疗。

小组治疗也叫"团体治疗"，它将心理治疗的原理应用于一个人群之中，旨在通过成员之间的相互影响来达到治疗效果。当然，有些是心理治疗师将咨询者拉入小组，也有很多是人们自发选择建立这样一个小组。

这种小组也可以称之为"自助小组"，或者是"支持小组"。抑郁者同样也可以在自助小组中寻求改善和治愈的力量。比如有些自助小组是由有着相同或类似抑郁表现的人组成的，大家可以在其中讨论共同的问题，寻求对策。

小组除了组织讨论之外，还会分享一些相关的心理知识，或者邀请心理专家来进行讲座。而另外一些小组则会比较随意，以个人经历分享和组内交谈为主。但是无论是哪种形式的小组，参与者总是可以从中找到理解自己的人，并且建立起强大和深厚的社会支持关系。

当然，不同人加入小组的动机各有差异，而投入其中的程度也明显不同。比如有的人进入小组后会急切地和大家分享自己的抑郁经历，想要寻求他人的共鸣，但有的人则起初只作为一个倾听者，慢慢地才有想要分享个人经历的愿望。不论是哪种类型的人，大家在一起交谈都会感到格外放松，从而意识到自己并非孤军奋战，同时也能在这种友好的氛围中减轻抑郁带来的"病耻"感。

在自助小组中，抑郁者可以逐渐掌握一些应对抑郁的技巧，并建立起社会关系。其他成员也会鼓励他积极寻求专业治疗。而当他想要放弃的时候，小组成员也会给他坚持的动力。此外，小组还能够帮助成员获得更多心理服务的社会资源，而治疗进展较快的成员还可以为新成员提供指导。从这些方面来看，选择适合自己的自助小组能够给抑郁者提供全面的帮助。

自助小组除了能为抑郁者提供一个安全温暖的表达环境之外，还可以逐渐培养起他们听和说的能力，并挖掘他们与周围人进行互动交流的潜力。当然成员在小组中的倾诉不宜太多也不宜太少。有些成员可能过于苛求在小组中得到倾诉，并且丝毫不避讳隐私，这样其他组员就没有了倾诉的机会，而且也会产生厌烦。如果治疗师没有进行良好的调控，效果还会适得其反。

比如，有一位梁小姐回忆自己参加过的一个自助小组时说，当时治疗师将他们聚在一起开了长达几个月的哭诉大会，场场必哭，到后来她的轻度抑郁反而哭成了重度抑郁，从此，她再也不敢踏进那个门一步了。

因此，加入自助小组也需要注意一些问题。

（1）自助小组只能起辅助作用，无法替代专业治疗。如果因为加入了自助小组，就停止专业治疗，显然是不可取的做法。

（2）审慎对待在小组中获得的一些治疗信息。毕竟成员都只是患者，而非专业治疗人士，他们谈论的只局限于自己的症状，却不一定是科学知识。

（3）不要终止自己的专业治疗而去尝试其他人的治疗方法，毕竟适用于他人的治疗方法未必就适合你。

动物的陪伴很温暖

驱散抑郁，除了寻求人的帮助之外，其实动物的陪伴也有着神奇的效果。动物疗法在西方医学界早已得到大力提倡，人们发现，在照料小动物的过程中，通过与它们的互动，人自身的不良情绪会被大大削减。

正因如此，"动物疗法"在治疗抑郁症、精神疾病、自闭症方面都有很好的疗效。

当然，不同的动物可以治疗人类不同的精神疾患。比如，患有孤独症的儿童可以养狗，被抑郁困扰的人群可以养猫，罹患神经官能症的人可以尝试养鸟，有紧张型强迫综合征的人可以养鱼等。

2012年12月4日，美国康涅狄格州发生的一起校园枪击案中，造成20位儿童与6名校职工的死亡，给当时在场的其他孩子们留下了巨大的心理创伤，许多孩子甚至因恐惧而短暂地失去了与人交流的能力。

事后，来帮助孩子们医治心理创伤的专业心理服务团队，带着9只受过专业训练的拉布拉多犬进入校园。孩子们围坐在地板上，抚摸并拥抱身边的拉布拉多犬，谈论案发当天的恐惧和失去同伴的悲伤。甚至有一位事发后不愿与母亲交谈的小女孩，也慢慢地能够和母亲谈论当时的事情。实际上，这几只拉布拉多犬正是专业的"安慰犬"。

无独有偶，朱莉·巴顿由于以往被哥哥虐待的经历，在22岁时陷入抑郁的困境中。即使跟随母亲回家，她的抑郁也并未好转。最终她从童年养狗的回忆中得到一丝启发，在母亲问"有什么事情能让你高兴起来"的时候，她说出了自己想要养一只小狗的愿望。于是一只名为"邦克"的小狗走进了她的生活中。在邦克长达11年的陪伴中，她慢慢走出抑郁，并走进婚姻的殿堂，尔后邦克又成为她的大女儿的好伙伴。

动物为什么对抑郁有这样神奇的治愈能力呢？心理学家特里·怀特给出了解释："你的宠物给你的爱是无条件的，它们陪伴在你身边，你不用担心伤害它的感情（故意虐待除外），也不会接收到它的恼人建议。而这些，恰恰是'人'会对你做的。"

的确，动物在人身边，不会给出任何评判或建议，它们给人的是简单纯粹、无条件的爱。也正是因为简单与纯粹，它们与人之间的互动不存在危机性与复杂性，与友好、耐心、自信、温和的动物交往，人类是不用考虑后果的。正因如此，它们能够给那些抑郁中的人带来一种精神上的舒适、愉悦和放松，使他们在生理、精神、情感、社会状态等多方面得到改善。

　　在动物给予的这种无条件接纳之下，人的很多障碍都可以得到治愈。动物能够有效地帮助人减轻压力、缓解焦虑，缓和抑郁，驱散内心的孤独感，减少侵略性的行为。它们还能提高你的接受度，这样你将获得更多的来自社会的情感支持。

　　同时，有医疗数据显示，动物疗法还能帮人降低血压，稳定甘油三酯的数值，而这有助于减轻人的神经性方面的症状，比如头痛、失眠等。

　　在动物温暖的陪伴下，抑郁者会渐渐摆脱情绪的困扰，重拾生活的信心与乐趣。如果有需要，不妨一试。

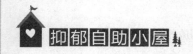

怎样通过十二经络来释放情绪

郁结于心的情绪始终是暗藏的隐患，也往往是抑郁的症结所在。故而情绪也需要宣泄和释放，除了运动、诉说、冥想等方法，中医的经络学说同样给我们提供了释放情绪的另一种可能。

人主要的七种情绪为：恐惧、愤怒、创伤、悲伤、担忧、压力和过度兴奋，分别对应中医体系所划分的七情：恐、怒、惊、悲、思、忧、喜。相应地，我们也可以借助敲击或按摩身体上对应的十二条经络上的穴位，来有效地释放和排解压抑已久的情绪。

方法很简单，就是用一只手的两根手指连续敲击或用力按摩对应的穴位，力度要柔和，避免伤害身体。闭上眼睛，回想当时的人与场景，敲击的同时可以念出肯定句。

1. 缺乏安全感——膀胱经

膀胱经对应着优柔寡断、犹豫不决、缺乏意志力、缺乏安全感和耐性等。

你可以按摩膀胱经上的攒竹穴，位置在眉毛尖端靠近眉头。

2. 挫折感——胆经

胆经对应着挫折感的痛苦、被害者认知、拒绝承担责任、难以宽恕、不讲理、过激挑衅等。

你可以按摩胆经上的瞳子髎穴，位置在两眼角外约两指宽处。

3. 忧虑——胃经

胃经对应着对未来的预期，比如担心未来的事情是否能够如愿以偿。

胃经对应着过度忧心或者抗拒、妄想多疑、贪婪自私及对匮乏的恐惧等。

你可以按摩胃经上的承泣穴，位置在眼睛下方，眼窝和骨头的交会处。

4. 恐惧——肾经

肾经对应着多疑、缺少信任、心神不宁、恐惧、有不安全感等。

你可以按摩肾经上的俞府穴，位置在锁骨下方与肋骨中间。

5. 愤怒——肝经

肝经对应着愤怒，正所谓"大动肝火"，而愤怒的情绪又和心脏紧密相连。

你可以按摩肝经上的期门穴，位置在肋骨下方，女性在乳房下缘处，男性在乳头下方四指宽处。

6. 缺乏自尊——脾经

脾经对应着缺乏自尊、胆怯软弱、缺少魄力、依赖他人、内心自卑等。

你可以按摩脾经上的大包穴，位置在侧胸部腋中线上，腋下6寸（注：1寸=3.33厘米）的地方。

7. 悲伤——肺经

肺经对应着悲伤哀痛、无法释怀、失落感、傲慢偏执等。

你可以按摩肺经上的少商穴，位置在大拇指内侧（靠近食指的那一侧）指甲根处。

8. 死板——大肠经

大肠经对应着死板拘泥、完美主义、武断粗暴、罪恶感等。

你可以按摩大肠经上的商阳穴，位置在食指指甲根靠近大拇指的那一侧。

9. 被压抑的性欲——心包经

心包经对应着被压抑的性欲和情绪、懊悔羞耻、不断自责、疑神疑鬼等诸多负面情绪。

你可以按摩心包经上的中冲穴，位置在中指指甲根靠近食指的那一侧。

10. 不稳定——三焦经

三焦经对应着情绪的大起大落、绝望无助、缺少理性、孤独多疑等。

你可以结合肾经的穴位来按摩，即一只手按俞府穴，另一只手按摩中渚穴。三焦经的中渚穴，位置在小指与无名指延伸到手背上的交叉点处。

11. 觉得受伤——心经

心经对应着受伤、心灵脆弱、失去信任、否定感觉、不敢放开自己等。

你可以按摩心经上的少冲穴，位置在小指指甲根靠近无名指的那一侧。

12. 脆弱——小肠经

小肠对应着脆弱敏感、觉得失落、孤单缺爱、觉得付出缺少回报等。

你可以按摩小肠经上的少泽穴，位置在小指末节内侧距指甲角0.1寸的地方。

附 录
APPENDIX

抑郁者的亲朋需要怎样做

抑郁者身处抑郁中，往往会感到力不从心甚至是无能为力。此时就需要身边的亲朋好友给以充分的理解、关注与陪伴。但是亲朋往往会因为对抑郁相关的知识缺乏了解，而选择一些错误的应对方式。所以了解怎样正确对待抑郁者显然是极为重要的一件事情，因为它可能起到良好的推动作用，缩短抑郁者康复的进程。

那么，作为抑郁者的亲朋，我们需要怎样做呢？

1. 保持关注并支持他，关心和陪伴是最好的药方

抑郁的人总是觉得周围的事都索然无味，所以他更加难以主动向他人求助。此时我们作为他们亲近的人，就要主动关注他们，并且支持和鼓励他们，让他们感到自己在战胜抑郁的路上并不是孤独前行。我们可以陪他们一起去医院，可以耐心地聆听他们的倾诉。在这个过程中，我们会很容易发现他们有时流露出来的一些悲苦和

绝望的信号。朋友的关心，可以有效地降低他们因抑郁而采取极端行为的概率。

2. 时常让他们与外界发生联系并且进行人际交流

我们可以时常给他们打电话或者主动登门拜访。因为他们平日里更多的时候生怕打扰他人，所以索性离群索居，但是这也必然会给他们带来更深的孤独。那么，我们可以主动邀请他们来参加朋友们的聚会或者是其他活动，也可以登门造访或者邀请他们来家里做客。这些看似是他们在人际交往中迈出的一小步，实际上却能够激发他们的成就感，增强他们的自信心。

3. 记得要及时表扬他们的进步

抑郁的人特别容易在小事上纠缠不休，与自己无休止地较劲。比如，在起床困难的时候，他们会问自己："真的有必要吗？为什么非要起床呢？"随之而来的就是逃避问题以及如潮水般涌来的消极情绪。这个时候，我们不妨通过一些正面的信息传达来改善他们的情绪。比如，哪怕只是今天出门去买了一次菜或者只是和邻居主动打了个招呼，这样细微的进步我们都应该及时给予表扬，进而强化他们的行为。

仅仅依靠我们在身边的支持显然还不够，为了让他们在独处的时候也不至于陷入更深的抑郁中，我们可以给他们推荐一些有关抑郁的书籍，让他们对自己的情况有所了解，并学习如何从容地应对。

此外，我们在与抑郁者交流的过程中要注意什么呢？比如抑郁者说出类似于以下这些话的时候，我们应该如何回应呢？

1. "我觉得我很抑郁"

一般人可能听到这样的话会脱口而出"你去做点……就好了，走，一起去""谁欺负你了？""你就是太闲，忙起来就不会想这些"等，实际上这正是大忌。因为我们连人家的问题出在哪都没有弄清楚就开始给建议，只会让对方觉得我们并不在乎他哪里出了问题。时间长了，对方宁可自己把问题憋在心里也不会来向我们求助了。

但是也不要说"嗯，我也有这种感觉"，这样的话等于旁敲侧击地说"你讲的我都懂，你看我都没抱怨，你抱怨其实是矫情"。这样会导致抑郁者更加消极地质疑自己，于是，反而强化了抑郁情绪。

比较合理的沟通模式可以参考下面这几个步骤。

（1）首先表达同情，表示你知道他需要帮助，愿意聊一聊，让对方感到你是真正在为他好。

（2）请对方把出现的问题讲述得更详细一点，以便于我们了解对方究竟是被什么困扰。

（3）请对方试着回答自己的问题，也就是他觉得怎样才能让自己的情况得到改善。

（4）找出初步的解决方式。双方探讨出可以接受的解决方式，不要把目标定得太高，期望一步解决问题，但一定要让对方觉得可以接受。

2. "我觉得没人在乎我、喜欢我，我现在特别讨厌自己"

对于这样的回答，很多人都会不假思索地回答"没有啊，大家都喜欢你""你自己都不喜欢自己，我们怎么喜欢你""你不抑郁大家就喜欢你了"等。其实，这样的对话依然无意义，对方会反复证明给我们看确实没有人喜欢他，然后他的消极思想会在此过程中进一步加强。

比较适宜的回应是用上个问题中的模式引导对方："在抑郁之前你也这样觉得吗？"这样会让对方意识到，自己是因为抑郁所以才产生这些负面想法的。切记不要和他们争论，而是让他们心里好受一点，否则到最后可能会把你自己也带到抑郁的思维模式上去了。

3. "我不想去医院"

这确实是很多抑郁者会吐露的心声。那么要不要去医院呢？抑郁者在是否去医院的问题上，不仅要承受"病耻"感的折磨，还要考虑到经济承受能力及咨询师是否能够保守秘密等问题，在做出决定之前必然要经历一番思想上的斗争。而我们能做的就是，有关病患方面的问题，当然还是建议对方去寻求专业人士的帮助，同时也尽量帮助对方留意是否有值得信赖的咨询师、医生或者医院，这样他们会感受到我们在这件事上的热心帮助，自己也会积极面对这些问题。

情志疗法的故事：巧用其他情感战胜思虑

1. 激怒疗法

战国时期，齐闵王得了抑郁症，宋国的名医文挚应邀前来治病。但是文挚诊断之后沉重地告诉太子："齐王的病要想治好得用激怒的办法才行，但我如果激怒了齐王，肯定会性命不保。"太子说："你放心，只要能治好父王的病，我和母后一定保证你的安全。"文挚推辞不掉，只好约定了治病的时间。

但是连约三次，文挚都失约没来。齐王见文挚屡请不至，生气怒骂不止。过了几天文挚来了，不施礼，不脱鞋就踩在齐王的床上，还故意说了很多粗野的话来激怒齐王，惹得齐王忍无可忍，大骂文挚。结果这一顿痛骂，郁闷宣泄而出，齐王的病竟神奇地好了……

2. 逗笑疗法

清代有位巡按大人得了抑郁症，整日满脸愁容，多番求医问药也不见疗效，病情日益恶化。这天有人推荐了一位老中医来诊病，老中医郑重其事地望闻问切之后，告诉巡按大人："您得的是月经不调，休息调养一段时间就好了。"巡按听后不禁大笑，心想这真是个糊涂大夫，连患者是男是女都分不清。

巡按后来每每回想起此事，都忍不住暗自发笑，时间一久，抑郁症居然不治而愈。过了一年，巡按大人遇到这位老中医，老中医此时才告诉他："您当年是得了'郁则气结'的病，此病无良药可治，但是只要心情舒畅，每日笑口常开，郁结之气一舒，就会自然痊愈。您的病实际上就是开怀大笑治好的。"巡按大人如梦初醒，连连道谢。

3. 怡悦疗法

古代有位名医叫张子和，擅长治疗疑难杂症，因而声名远扬。有一天一个人来求诊，说自己的妻子得了怪病，虽然有饥饿感，却不思饮食，而且整日喊叫怒骂，脾气发作无常，百药无效。

张子和听完描述，认为这种病吃药是无法治好的，就给这人出了一个主意：先找来两位妇女扮成戏曲中丑角的模样，做出许多滑稽动作，这样病人会感到心情愉悦，病情也会减轻。接下来再找两位胃口健旺的妇女，在病人面前狼吞虎咽地进食，病人看到这个场面，不知不觉自己也跟着吃了起来。病人心情怡悦之后，情绪也渐渐趋于平稳，后来果然不药而愈了。

4. 痛苦疗法

明朝有位农家子弟李大谏，自幼勤奋，换来了他的一路坦途：头一年中了秀才，第二年考中举人，第三年就进士及第。喜讯频传，在家耕田的父亲不禁喜上眉梢，逢人便夸自己的儿子如何出色，大笑不止，久而久之竟成了狂笑病。

李大谏在请过诸多大夫诊治之后，无奈之下求御医来给父亲治疗。御医沉思良久，对他说："治病会有失敬之处，还请您多担待。"李大谏承诺不违医命，御医就派人去李大谏的父亲家里报丧，说李大谏因染急病不幸去世。父亲接到噩耗，顿时哭得死去活来，狂笑病因悲痛而止住了。然后御医又派人告诉他，李大谏遇到太医妙手回春，竟然起死回生。父亲听后也就不再悲痛。如此一来，李大谏的父亲患了十年之久的狂笑病竟然痊愈了。

后记

POSTSCRIPT

　　俗话说"心病还需心药医"，此言不虚。在生活节奏加快的今天，抑郁的困扰越来越成为一种常态。究其原因，无非是人们在追求物质生活的同时，却忽略了对自己心灵的守护，故而抑郁也就乘虚而入，令许多人苦不堪言。

　　其实，我们在追求自己物质生活的同时，也需要时时留心呵护自己内心住着的那个"内在小孩"，倾听它真实的声音，关注它真实的感受，并时时呵护它，毕竟没有人能比自己更能照顾好自己的内心。

　　本书正是从这个角度出发，力求从心理层面为大家找到一剂心药，已经抑郁的读者从中可以找到自助的方法，没有抑郁的朋友也可让自己的心理更加健康阳光，让抑郁无处落脚。其实在抑郁的重压之下，凭借残存的清醒意识，我们可以努力地改变自己，抑或是发出求助的信号。这一切都取决于自己是否有走出抑郁的意愿，并且是否为之竭尽全力。当然，求助于医学也是必不可少的，但是如果想要治本的话，那么心理学这个领域我们就不应全然放弃。

抑郁虽然来势汹汹、迁延不愈，但是我们也不必因此将其视为洪水猛兽，重要的是如何寻找入手点和有效的方法，一步一步地克服它。我们希望本书能够真正帮到有需要的朋友，无论你是已被抑郁侵袭，还是身边有亲近的人正在抑郁中挣扎，相信本书都会帮你理清纷乱的头绪，给你一根"打狗棒"，将抑郁这条"黑狗"赶出千里之外。